得道大健康系列丛书

应时药膳食疗方

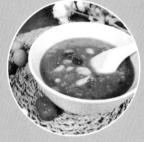

主编 杨 勇 王勇德

郑州大学出版社

·郑 州·

图书在版编目（CIP）数据

应时药膳食疗方 / 杨勇，王勇德主编. —郑州：郑州大学出
版社，2020. 11（2024.7 重印）
（得道大健康系列丛书）
ISBN 978-7-5645-7127-6

Ⅰ. ①应… Ⅱ. ①杨…②王… Ⅲ. ①食物疗法 - 食谱
Ⅳ. ①R247.1②TS972.161

中国版本图书馆 CIP 数据核字（2020）第 128912 号

应时药膳食疗方
YINGSHI YAOSHAN SHILIAOFANG

策划编辑	袁翠红	封面设计	张　庆
责任编辑	崔　勇	版式设计	叶　紫
责任校对	杨飞飞	责任监制	李瑞卿
出版发行	郑州大学出版社	地　　址	郑州市大学路 40 号（450052）
出 版 人	孙保营	网　　址	http://www.zzup.cn
经　销	全国新华书店	发行电话	0371-66966070
印　刷	河南龙华印务有限公司		
开　本	710 mm×1 010 mm　1 / 16		
印　张	9.25	字　数	134 千字
版　次	2020 年 11 月第 1 版	印　次	2024 年 7 月第 2 次印刷
书　号	ISBN 978-7-5645-7127-6	定　价	49.00 元

本书如有印装质量问题，请与本社联系调换。

主编简介

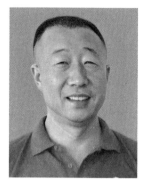

　　杨勇,内蒙古乌兰察布人,正高级工程师,重庆英才计划——创新创业示范团队负责人。现任重庆市中药研究院大健康中心常务副主任、重庆市中药研究院学术委员,兼任重庆市食品工业协会副会长、重庆市科技特派员协会副理事长、中华中医药学会药膳分会常务委员等职务。获 2019 年重庆市科技进步奖二等奖 1 项(排名第一),获授权发明专利 15 项,发表学术论文 46 篇(其中 SCI 论文 7 篇),出版专著 2 部。近 5 年来,承担 20 余项财政经费资助和企业委托科技服务项目,成功组织并参与高规格的学术活动,主持并开办"得道健康大讲坛""得道药膳学院",科普效果良好,社会效益、经济效益显著。

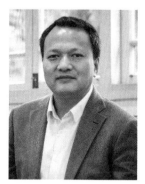

　　王勇德,新疆维吾尔自治区吉木萨尔县人,研究生学历、工学博士、研究员,现任重庆市中药研究院党委副书记、院长。长期从事科技管理及健康产品与技术研发工作,"西部之光"访问学者。近年来发表相关学术论文 20 余篇,获省部级科技进步二等奖 3 项,三等奖 1 项,社会发展奖 1 项。

作者名单

主　编　杨　勇　王勇德

副主编　胡柿红　赵纪峰　张艺莎　詹　永

　　　　杨大坚　曾朝英

编　委　(按姓氏笔画排序)

　　　　王勇德　韦　祎　牟　红　李　娟

　　　　李紫微　杨大坚　杨　勇　张艺莎

　　　　陈小林　罗　杨　周　兴　赵纪峰

　　　　胡柿红　程永莉　曾朝英　詹　永

　　　　廖　霞　谭相廷

序

药膳源于药食同源思想,是传统中医学与饮食文化相结合的产物,在我国拥有悠久的历史。将"药"与"膳"组合,形成药膳,最早见于《后汉书·列女传》中"母亲调药膳……思情笃密"。东汉末年,"医圣"张仲景所著《伤寒杂病论》中猪肤汤、百合鸡子汤、当归生姜羊肉汤等,宋代官方著作《太平圣惠方》《圣济总录》中鲤鱼粥、黑豆粥、杏仁粥等均是典型的药膳方;《本草纲目》中还专列了谷部、果部、菜部等,论述食物的性味、功效及食物疗法。

现代药膳是指在中医学、中药学、食品科学、营养学等学科理论指导下,将药食同源类中药材与食物搭配,采用我国独特的烹调技术或现代食品加工技术等手段制作而成的具有一定色、香、味、形的美味食品。国务院办公厅印发的《国民营养计划(2017—2030)》,明确提出"大力发展传统食养服务",为现代药膳产业发展提供了新的契机。

随着生活水平的提高,人民对美好生活的需求日益增长。尤其是此次新冠肺炎疫情,使人们更加关注健康养生。科学引导人们制作、选择和食用药膳,不仅有利于增强国民体质,推进健康中国建设,同时也是我国文化自信的体现。

《应时药膳食疗方》一书系统介绍了药膳的概念、演变、应用原则及科学选择,并列举了 25 种应时药膳实例。相信《应时药膳食疗方》的出版必将推动现代药膳在人民群众中的普及,为提升我国国民健康、满足人民对美好生活的向往做出应有贡献。

西南大学食品科学学院　　　　　教授

2020 年 8 月

前　言

　　药膳是指在中医学、烹饪学和营养学的理论指导下，按照一定配方，将某些中药与食物相配，采用饮食烹调技术和现代科学方法，制作而成的具有一定色、香、味、形的膳食，既有较高营养价值，又有防病治病、保健强身、延年益寿功效。药膳是中国传统医学知识与烹调经验相结合的产物，也是我国中医文化的重要组成部分。

　　据文献记载，中国药膳食疗保健起源可以追溯到大禹时代，始于商周。随后，药膳的发展逐步向理论阶段过渡，在《黄帝内经》的有关章节有所体现，在《伤寒杂病论》中也有食疗的相关内容。在《后汉书·列女传》"母亲调药膳……思情笃密"，首次出现"药膳"一词。晋唐时期为药膳食疗学的形成阶段，陶弘景在《本草经集注》中记载了大量药用食物与相应禁忌。唐代孙思邈在《备急千金要方》中设有"食治"专篇。宋元时期为食疗药膳学全面发展时期，宋代官方修订的《太平圣惠方》专辟"食治门"章节，记载药膳方剂160首；元代忽思慧的《饮膳正要》成为我国最早的饮膳营养学专著。明清时期，中医食疗药膳学进入成熟完善的阶段，几乎所有关于本草的著作均描述了本草与食疗的关系，药膳的烹调和制作也达到较高水平。明代李时珍所著《本草纲目》记载了丰富的中医食疗原料，仅谷、菜、果三部（章）收录的药膳原料就达300余种。而如今有关食疗药膳的著作更为丰富，不仅使食疗学、营养学思想得到发展，也大大推进了药膳学和药膳产业的发展。

　　近年来，随着科学技术的发展和人民生活水平的提高，人们出于对自身健康的关注，饮食观也由"温饱型"向"享受型"甚至"养生保健型"发展，药膳正好顺应了这一潮流，逐渐成为人们日常保健的重要选项，甚至形成热潮。药膳热的形成是人们不断追求高质量美好生活的必然结果，也将进一步推动中华民族药膳文化和产业的创新、推广和发展。积极推广和普及药膳，对于维护人民健康具有重要的现实意义。但是基于中医理论的药膳运用，必需严格遵循中医理论和配伍技巧，方可达到滋补健身、防病祛疾效果，否则可能带来不良后果。因此，药膳运用必须辨证施膳，需要一定的专业知识指导，确保选材得当、配伍合理和食品安全等。

《应时药膳食疗方》是作者及其团队多年药食同源资源研究及产品开发的成果，将中医理论和食品科学技术相结合，兼顾家庭膳食的防病、养生功能而成的。《应时药膳食疗方》主要介绍各类中药与食物、科学配伍、加工工艺及烹饪技术，以及创制形成兼具色、香、味、形、效，具有保健、防病功能的特殊膳食的知识和方法。

《应时药膳食疗方》既介绍了药膳基本概念和药膳应用原则，又阐述了与药膳相关的中药材辨别、烹饪技艺，特别注重药膳的应时性，强调因时施膳，即针对四时季节气候变化，对人体生理、病理等产生的影响而辨证施膳。《应时药膳食疗方》也是作者所在单位重庆市中药研究院和重庆得道健康科技线上科普项目"得道药膳学院"相关内容的汇聚和凝练。

《应时药膳食疗方》共分为三章。第一章为药膳概述，简要介绍药膳的概念、理论、历史、分类等，主要参考大专院校教材编写。第二章着重介绍作者所在团队推广的25款应时药膳的组方原理、原料、加工方法、食用注意事项等。其中，有来自典籍的经典方，有团队自行设计、反复验证的配方。第三章集中解答通过网络征集精选的十个大众关注的药膳问题。

本书配套的视频节目也在媒体同步播出，由重庆英才计划——重庆市中药大健康创新创业示范团队编撰，是关注药膳、学习药膳、研究药膳和药膳开发人士的必备参考读物。

特别提示，本书中不论来自经典方还是作者团队自行设计的配方，有个别原料不在"既是食品又是药品的物品名单"内，建议在商业应用时要慎重。

由于作者水平所限，谬误之处恳请读者和同行专家批评指正。

编者

2020 年 10 月

目 录 ▶

1 药膳概述

1.1 药膳的概念

药膳是指在中医学、烹饪学、营养学等理论指导下,按一定配比将中药与食物相搭配,采用独特的烹调技术制作而成的具有一定色、香、味、形,既具有较高的营养价值,又可防病治病、保健强身、延年益寿的膳食。药膳既将药物作为食物,又将食物赋以药用,药借食力,食助药威,二者相辅相成,相得益彰。如沙参玉竹老鸭汤、益寿排骨汤等。

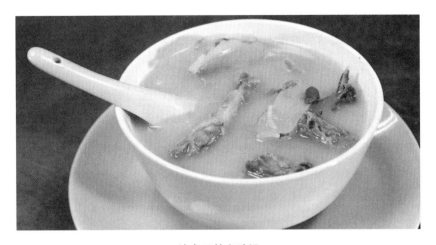

沙参玉竹老鸭汤

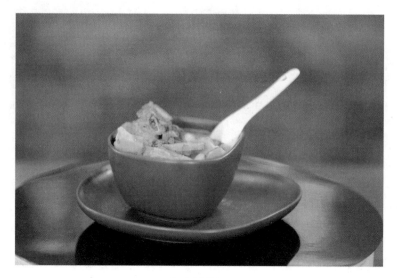

益寿排骨汤

1.2　药膳的理论基础

　　药膳是中医药学的一个重要组成部分,是中华民族历经数千年不断探索、实践、积累而逐渐形成的独具特色的理论体系,是中华民族宝贵的文化遗产。中国传统医学重视饮食调养与健康长寿的辩证关系,在长期的实践中积累了宝贵的经验,形成了独特的理论体系。现代药膳是在总结前人经验的基础上进一步完善与发展的,更加符合中医理论,更注重吸收现代科学研究的相关成果,具备理论化、科学化和多样化等发展特点。

1.2.1　药膳的理论体系

　　药膳的理论体系根植于中医理论,中医学研究人的生命状态以及人在自然环境中的生存状态,当这些状态出现异常变化时,便成为疾病状态的病证。针对病证采取相对应的药物、食物等不同的手段给予调理,使其恢复人体阴阳平衡的正常状态。药膳就是恢复阴阳平衡时运用药物与食物协同作用的一种调理方法。

1.2.1.1　以五脏为中心的整体观

在中医学理论中,以五脏为中心的整体观的基本核心是强调人体为一个有机整体,构成人体的各脏腑组织在结构上不可分割,在生理上相互协调、相互制约、相互为用,在病理上相互影响,而生理、病理的变化又与所生存的自然环境的变化密切相关。因此,中医学的整体观强调了人体自身所具有的统一性、完整性、自我完善性和与自然界的协调性,中医学的整体观也是中医学区别于其他医学的重要特点。整体观始终贯穿于中医学的生理、病理、诊断、治疗及养生的各个环节。在这一观念的基础上,我们的先贤们认识到中药与膳食结合成药膳,既可以调理整个机体的异常变化,又可协调机体与自然环境的关系,并指导辨证施膳,渐渐形成了药膳的基础理论。

中医理论认为人体是一个统一的、不可分割的有机整体,人体以五脏为中心的统一完整性包括如下几个方面。

(1)五脏在生理上相互联系:人体以五脏为中心,形体官窍、精神情志、脏腑经络均由五脏统摄。心、肝、脾、肺、肾五脏在生理上相互关联,这种关联与影响,可通过五行的生、克、制、化规律来实现。人体五脏之间相互资生、相互制约不可分割,具有自我完善的整体性。

(2)五脏与形体官窍相互联系:中医学认为,五脏与形体、官窍、六腑直接相关。脏象学说认为,形体官窍虽为相对独立的组织或器官,各具不同的生理功能,但它们又都从属于五脏,分别为某一脏腑功能系统的组成部分。形体器官依赖脏腑经络的正常生理活动为之提供气、血、津液等营养物质而发挥正常的生理作用,其中与五脏的关系尤为密切。

(3)五脏在病理上相互影响:中医学认为,疾病发生是致病因素伤及五脏及其所属形体官窍、精神情志,从而导致五脏功能活动系统内外联系紊乱的整体反应。人体功能系统产生了不协调,出现"失衡"的状态即是病证。

(4)五脏与自然环境的协调统一:人生存于不同自然环境中,机体的五脏功能与环境始终保持着协调,表现在五脏与环境的方位、季节、气象、物候、气味等的相关性。

1.2.1.2　三因制宜的辨证论治观

辨证论治是中医学认识和调治疾病的基本原则,辨证是指运用望、闻、问、切等诊断方法获得患者各种症状和体征信息,运用中医理论进行综合分析,判断为某种性质证的过程。证是疾病某一阶段的病变本质。论治即根据辨证的结果确定治疗原则和方法。辨证论治不仅是中医临床药物治疗理论,同时也是药膳运用的指导原则。

药膳必须着眼于对证的整体性认识,只有辨证准确,才能正确施膳。

同病异治与异病同治是辨证论治在临床运用中的基本类型。同病异治是指同一疾病因发病时间、致病因素、体质类型、所处地域发展阶段不同,反映出的证候不同,其病机不同,因而必须"异治"。异病同治是指不同疾病在其发展变化过程中出现了大致相同的发病机理,出现了大致相同的证,可采用同一治法和方药进行治疗。

"因人、因时、因地"的三因制宜,也可作为辨证施膳的差异性原则。人有老幼、强弱、性别的差异,时令有四季寒暑的更迭,地域有高低燥湿的不同,这些都可能成为影响疾病发生、发展变化的因素。辨证施膳,就必须"辨"清这些差异,方能准确施治或施膳。

1.2.1.3　阴阳平衡与五行制化

阴阳学说认为自然事物和现象均可分为阴阳对立统一的两个方面,如天与地、上与下、左与右、升与降、动与静、出与入、寒与热、昼与夜、明与暗等,万事万物的发生发展变化都是阴阳相互作用的结果。五行则归纳了木、火、土、金、水五类事物的本质特性及其运动变化,五行的生克制化是事物变化、发展、维持自然界平衡的基本条件。如:木生火、火生土、土生金、金生水、水生木,促进事物的发展。同时,木克土、土克水、水克火、火克金、金克木,又制约事物的偏亢。这种"生中有克,克中有生"的制化平衡,维系自然的平衡与变化。古人基于"道法自然,天人合一"的观念,采用取类比象的方法,将阴阳五行学说引入中医学中,用以解释人体复杂的生理功能、病理变化、疾病诊治、养生保健各个方面,同样也是指导药膳理论与应用。

阴阳平衡是中医药膳调治的总则:中医学对机体异常状态的阐述,在总体上是以阴阳为纲,任何疾病都属阴阳失调的范围。"阴盛则阳病,阳盛则阴病""阴盛则寒,阳盛则热""阴虚生内热,阳虚生外寒""察色按脉,先别阴阳"等,概括了疾病的基本属性。因此诊断和治疗疾病,首先强调分辨阴阳。药膳作为中医学的重要组成部分,同样受中医理论指导,所以说阴阳平衡既是药治原则,同时也是指导药膳实践的总则。

五行制化是辨证施膳的重要方法:五行制化,是指五行相生与相克关系的结合,即五行之间既相互资生又相互制约,以维持五行之间的协调和稳定。制化,即"制则生化"(《黄帝内经·素问·六微旨大论》)之义。五行之相生与相克是不可分割的两个方面:没有生,则没有事物的发生与成长;没有克,就没有在协调稳定下的变化与发展。只有生中有克,克中有生,相反相成,协调平衡,事物才能生化不息。正如张介宾在《类经图翼》中阐述到"造化之机,不可无生,亦不可无制,无生则发育无由,无制则亢而为害"。五行的变化有正常的相生相克,有异常的相乘相侮,这种生克乘侮就成为解释自然界与人体正常及异常变化的基本原理。"生""克"是自然界的正常发展,"乘""侮"是异常的变动,在人体即成为疾病。五行与五脏相应,某脏的病证就常与这种异常乘侮变化有关。如肝病影响心,脾病影响肺,称为"母病及子",按相生顺序传变;若肺病影响到脾,则称为"子病及母"。这些病的机理都能从五行变化来认识。治疗也遵循这种五行生克原理,如培土生金(肺病治脾)、滋水涵木(肝病治肾)等,就是五行学说在临床实践中的运用;再如"脾苦湿,急食苦以燥之"(《黄帝内经·素问·脏气法时论》),脾属土,苦入心,心属火,火生土,故脾病用入心的苦味食物疗之。药膳实践中同样注意疾病的相互关联,施膳当在辨证的基础上,按五行的生克关系调配药膳。

1.2.2　药膳的药性理论

药性理论是以阴阳、脏腑、经络学说为依据,根据药食的各种属性及表现出来的作用而总结出来的用药规律。在中华民族的传统文化中,一直强调"民以食为天"和"药食同源"的说法,《周礼》中的王室饮食结构就是以阴阳五行理论为依据,将五行与五味、五谷、五畜、五脏相对应,并根据四时变化规律,通过调节食用的谷、肉、果、菜来达到饮食保健、食疗养生的目的。可以说,医药是从食物中分化出来的作为食物的各种原料,其绝大多数以中药的形式出现在历代本草学著作中。《黄帝内经》中多处论及药食的气味性能与五脏的关系,并指导食疗与养生。

从现存最早的本草学专著《神农本草经》看,作为人类主食的粳米、豆及常用菜食类的禽、肉、鱼、蔬菜、水果等,都是中药的种类。明代本草学专著《本草纲目》中几乎各种食物都具药物的性味。如谷部、菜部、果部,还有虫部、鳞部、禽部、兽部。可以看出,所有古代的药物(本草)学专著中的相当一部分中药在某种意义上都是食物学的扩展和延伸。

中药的四气、五味、归经等理论,是中医药膳食疗的重要依据。中医认识食物的营养作用,绝非专指珍奇美味,也不只是讲"营养素"一个方面,而是根据病证、病位、病性、病人年龄、素体强弱、天时、地理诸因素,结合食物性味、归经的理论来选食,使之能有目的地起到宣、通、补、泄、轻、重、滑、涩、燥、湿等作用中的一个或几个。

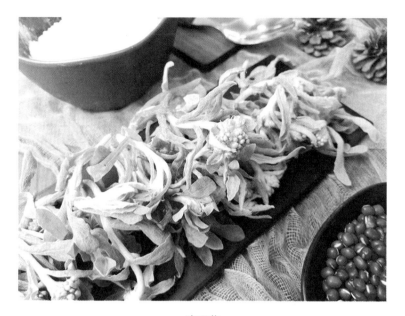

清明菜

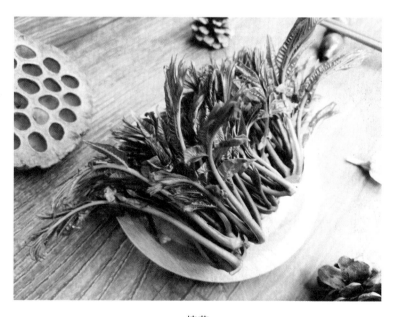

椿芽

1.2.2.1 四气

四气又称四性,是指药食的寒、热、温、凉四种不同特性,连同不寒不热的平性也有人称为"五性"。四气实际上分寒凉和温热两大类,寒与凉、温与热,性质相同只是在程度上差异而已。"热者寒之,温者清之",寒凉类药食是针对温热性病证或体质而言,具有清热、泻火、凉血、解毒等作用,用于阳热、火邪、毒邪所致热证,如生地黄、金银花、菊花、荸荠、梨等。"寒者热之,凉者温之",指寒凉性的病证或体质,需用温热性药食来调治,温热药食具有温中祛寒、温经通络、温阳化瘀、温化痰饮水湿等作用,用于阴寒病证,如丁香、生姜、肉豆蔻等。寒热属性均不明显,介于二类之间者称之为平性,平性药食其药性多无峻猛之气,性质平和,多用于养生和调养,在药膳中应用广泛,如籼米、粳米、大豆、麻油、苔菜、冬瓜、橘子等,具有健脾、开胃、补益身体等作用。

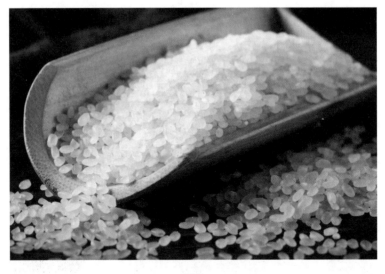

粳米

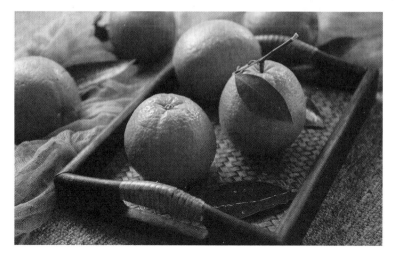

橘子

1.2.2.2　五味

五味指酸、苦、甘、辛、咸五种味道,实际上还有淡味、涩味,习惯把"淡附于甘味""涩附于酸味"。《黄帝内经·素问·至真要大论》就记载了五味的功能特性,即"辛甘发散为阳,酸苦涌泄为阴,咸味涌泄为阴,淡味渗泄为阳。六者或收或散,或缓或急,或燥或润,或软或坚"。无论食物还是药物,均有五味性能。一是具有阴阳属性,辛甘淡属阳,酸苦咸属阴。二是五味具有不同的作用趋势与效能,辛甘能发散,淡味能渗泄,酸苦咸能涌泄。其功能表现如《黄帝内经·素问·脏气法时论》所载"辛散、酸收、甘缓、苦坚、咸软"。

在漫长的历史发展过程中,这些性能得到充分的发挥与完善。辛味药食"散"的作用表现为发散、行气、行血、健胃等,用于外邪束表、气血不畅及邪毒郁结诸证,如生姜散邪、透疹,陈皮行气,川芎活血。甘味的药食具有和中、补脾、缓急、润燥作用,用于机体虚弱病证,如怀山药、大枣调理脾胃虚弱,饴糖、甘草调理中阳不足之急腹痛。酸味的药食具有收敛、固涩、止泻作用,多用于虚汗、久泻、遗精、咳嗽,如乌梅涩肠止泻,五味子敛肺止咳,覆盆子止遗精滑泄。苦味的药食具有清热、降泄、燥湿、和胃作用,多用于素体偏热或热邪为患的病证,如苦瓜常用于清解热毒,暑热郁成痱时多有效,栀子、知母等用于清热,治疗热病。咸味的药食具有软坚、润燥、补肾、养血、滋阴作用,如海带、昆布等软坚散结,用于瘰、痰核、痞块。五味之外,味淡的药食有渗湿利尿功效,用于水肿、小便癃闭,如茯苓、薏苡仁等;味涩的药食具有收敛固涩的功能,如金樱子等。

1.2.2.3　升降浮沉

升、降、浮、沉是指药食作用人体后的四种趋向。在正常情况下,人体的气血阴阳、脏腑气机均存在升、降、出、入的不同运动方式。在病理状态下,疾病的反应也表现为不同的逆、陷、闭、脱的病理变化。

药食的升降浮沉,其中升指药效上行,浮指药效的发散,降指药效的降下,沉指药效的内行泻下。一般来说,凡升浮的药食大多性属温热,味属辛甘,如肉桂、生姜、葱、花椒之类,具有升阳、发表、祛风、散寒、开窍、涌吐引药上行的作用,常用于阳虚气陷,邪郁肌表,正气不能宣发。风寒之邪郁阻经脉,气血不能畅通。痰浊瘀血上逆,蒙闭心神。邪停胸膈胃,当上越而不能上越,或者病本在上焦者,均需性升的药食升发阳气,发散邪气,使药力上行以扶正和祛邪。凡沉降的药食大多性属寒凉,味多酸苦或涩,如杏仁、大黄、知母等,多主下行向内,清热、泻下、利水渗湿、潜阳镇逆、止咳平喘、消积导滞、安神镇惊、引药下行等作用。常用于病势上逆、不能下降的各种病证,如邪热内盛的热证,胃肠热结的实证,水湿蓄积的肿满证,肝阳上亢、肺气上逆、胃肠气逆、积滞不化等证,均需沉降类药食以清化驱下。

影响药食升降浮沉特性的因素,主要与原料的四气五味属性、药食本身的质地轻重、炮制方法及配伍等有关。《汤液本草》指出"夫气者天也,温热天之阳,寒凉天之阴,阳则升,阴则降,味者地也,辛甘淡地之阳,酸苦咸地之阴,阳则浮,阴则沉。"《本草纲目》提出"酸咸无升,辛甘无降,寒无浮,热无沉",更指出升降浮沉的特性与药食的四性属性是密切相关的。药食本身的质地轻重,是归纳升降浮沉的又一依据。一般而言,质轻者常具升浮特性,质重者多有沉降功能。如薄荷、辛夷、金银花等能升浮,苏子、熟地黄、枳实等多沉降。这属于认识药性的一般原则,也有特殊情况,如"诸花皆升,旋覆独降"。升降浮沉的特性也可因加工炮制而改变,如"酒炒则升,醋炒则敛,盐浸或炒则下行,姜汁炒则发散"。

升降浮沉理论可指导临证药食的选择,病变部位有上下表里的不同,病势有上逆下陷的差异。病位在胸膈者属上,不能用沉降药食以防引邪深入,只能用升浮药食以上越发散。病势为上逆者,不能用升浮药食以助邪势,只可用潜镇药食以导邪下行。一旦违反这一原则,可能导致病情加重,非但不能愈病,反助纣为虐。

1.2.2.4 归经

归经指药食对某一脏腑经络的特殊或选择性亲和作用。药食归经不同其作用也不同,同为寒性药食,都具有清热作用,但地骨皮偏于清骨蒸潮热,知母偏于清胃热,栀子可泻三焦之火。同为补益药食,又有偏于补脾、补肾、补肺的区别。归经使药食系统化、针对性更强,有助于提高用药施膳的准确性。

药食归经理论出现甚早,《黄帝内经·内经·宣明五气篇》中就有"酸入肝,辛入肺,苦入心,咸入肾,甘入脾"的内容,指出凡酸味的药食入肝经,苦味药食入心经,甘味药食入脾经。归经理论的形成是在中医阴阳五行等基本理论指导下,以脏腑经络学说为基础,以药食所调治的具体病证为依据,结合药食自身的特性来确定的。特别是以五行理论为依据,按五行、五脏、五味、五色、五臭的关联,确定药食的归经。五色系统是白色药食入肺经,青色药食入肝经,黑色药食入肾经。五臭系统则是焦味药食入心经,腥味药食入肺经,香味药食入脾经。药食的五味、五色、五臭入五脏的归经,是通过五行理论推衍而出的,在一定程度上表达了人们对各种药食归经的原则性、理论性认识特征。

由于药食的色、味、臭与功能往往不统一,如色白者未必味辛、臭腥,不一定能治肺病。例如:山药色白,但味甘入脾;莲心色青,而味苦归心。因而色、味、臭只能是确定药物归经的一个方面。由于药食的成分复杂,功能是多方面的,归经的最后判定主要还是在长期的临床实践中根据疗效综合概括和确立。如玄参色黑入肾,但清肺热的疗效也颇好,故能入肾亦能入肺经。梨能止咳故入肺经,山药能止泻故入脾经,归经理论揭示选用药食的一般原则,对指导药膳的配方具有一定意义。

病证是复杂而多变的,一个病证往往与多个脏腑相互关联,某一脏腑病证的发展转归,必受到其他脏腑的影响。因此,针对某一脏腑病证选用药食,也不能仅选用归该经者,还必须根据与其他脏腑的关联性选择。如脾胃病证不仅需要归脾经、胃经,还需考虑肝对脾的影响,而选用适量的肝经药。

肝阳上亢要滋肾水以涵肝木,肺病咳喘需培脾土而生肺金。因而,归经理论是认识药食性能的前提,而临证选材还必须与四气、五味、升降浮沉学说相结合,根据辨证论治理论灵活应用。

1.2.2.5　毒性

关于“毒”的概念,古今认识不一。古代把毒药看作是一切药物的总称,而把药物的偏性看作是药物的毒性。如:《黄帝内经·素问·脏气法时论》所载“毒药攻邪”,《周礼·天官》所述“医师聚毒药以共医事”等,对凡作用较强的药效统称为“毒”。《黄帝内经·素问·五常政大论》将药食分为“大毒”“常毒”“小毒”“无毒”,《神农本草经》也以药物的有毒无毒分为上、中、下三品。《景岳全书》也指出“药以治病,因毒为能,所谓毒者,以气味之有偏也。盖气味之正者,谷食之属也。所以养人正气,气味之偏者,药饵之属也。所以去人之邪气,其为故也。正以人之为病,病在阴阳偏胜耳。”

现代毒性是指药物对机体产生的不良反应及损害性。中医理论认为一些药物具有毒性作用,在运用时充分认识其毒性大小、产生的原因及解毒的方法可以发挥积极作用。一方面“毒性”对人体可能产生损伤,另一方面可借助“毒性”治疗疾病,运用得当常可收到很好的疗效。应用时一是充分掌握原料的毒性毒理谨慎使用,二是熟悉导致毒性作用产生的量,三是掌握必要的炮制及减毒方法。

药膳所选原料应尽量避免毒性原料,但是我国不同地区,特别是一些少数民族地区有就地取材制作各种药膳的习惯,如四川江油的人习惯用附子入菜,内蒙古和山西人将黄芩叶当茶饮,广西人喜欢地黄,云南人爱喝凤尾茶等。不过商业应用药膳需要特别注意,尽量不选用"既是食品又是药品的物品名单"之外的材料。

1.2.3 药膳的配伍理论

药膳的配伍是指运用中医理论,在对机体状态清楚认识的前提下,将两种以上的药膳原料按一定原则配合运用,以达到增强效能的目的。药膳的配伍是辨证施膳的最终表现,其效能取决于药膳辨证的正确与否。

1.2.3.1 药膳配伍的原则

在辨证的前提下,各种药膳原料经恰当的配伍组合,能够起到相互协同、增强效果、限制偏性等作用,使药膳发挥更好的功效。不同的药膳原料有不同的功效,配伍是将不同原料进行有机组合,而不是各种原料的简单混合。因此,药膳配伍必须遵循一定的原则,即"主病之谓君,佐君之谓臣,应臣之谓使。"(《黄帝内经·素问·至真要大论》)这成为中医组方的"君、臣、佐、使"配伍原则,也是药膳配伍原则。

方中必须有主料,针对用膳者身体情况的主要方面而设,即"君"药。辅助原料,即辅助主料发挥作用的原料,针对主要状态相关的表现而设,称"臣"药。佐使原料,用于针对次要状态或引经的原料。必须注意的是药膳作为特殊的膳食,与平常膳食、专用于治疗的中药方剂既有类似也有不同。大多数情况下,药膳方都必须与传统的食物相配,以成为"膳食",因而与方剂主要用药物组方不同。同时,因药膳是"膳食",故其药物相对而言"味少量重",除个别酒剂和少数多味膳方配伍以外,大部分药膳方的药物用法在几味或一两味间,就配伍的君、臣、佐、使原则相对而言,不如方剂的药物配伍那样繁杂。这是药膳配伍与药物配伍的区别,也是药膳的特点之一。

1.2.3.2　药膳配伍的选料方法

药膳作为膳食,其配伍具体方法涉及两个方面,包括药物和传统食物的选用。作为主食或点心的选料,大米、小麦类是大多数用膳者均适应的食物,用作煮粥或制作点心,具备健脾和胃的基本功能。菜肴的肉、禽、蛋等原料,在中医学理论体系中被作为"血肉有情之品"而用于调补方中。由于这些传统的"主菜"类品种多,性味功能各异,需要灵活选用,包括蔬菜类用作药膳原料,还需考虑其性味差别。

药物原料的选用,必须遵循药物方剂的组成变化规律,选用原则如下。

单行:即单独用一味药物制作药膳,不存在配伍关系。如独参汤、参须茶。

相须:相似性味功效的食物或药物配合运用,以相互增强作用。如当归生姜羊肉汤,能增强滋补作用。

相使:相似功效的药食相配,明确君臣作用,有主有辅。如绿豆茅根汤用来清热解暑,绿豆清热为主,辅以泽泻利湿,茅根透热养阴。

相畏、相杀:用不同性味功效的药食相配,用一味减轻另一味的副作用或毒性。如生姜与螃蟹相配,生姜能减轻蟹的寒性。

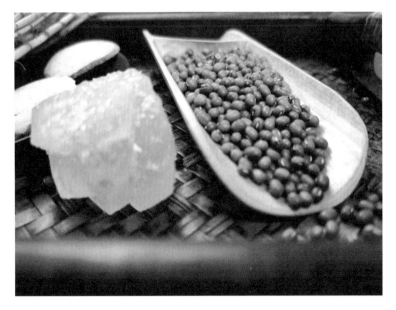

绿豆

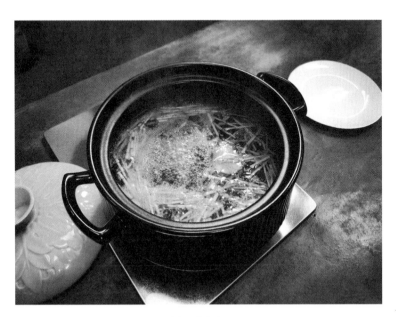

绿豆茅根汤

1.2.3.3 药膳配伍的禁忌

药膳是具有一定治疗效应的食品,一种药膳多半只能适应与辨证相应的机体状态,因此,配伍就必须注意其禁忌。药膳毕竟是一种疗效性的膳食,应在辨证指导下运用,不可混同寻常餐食,随意长期进食。如附片炖狗肉为补阳药膳,适用于肾阳不足、四肢欠温的病证,若心烦失眠、目赤眼胀、虚热盗汗等具有阴虚特点的人则不宜进食。

尽量避免相恶、相反。相恶、相反是药物配伍中的"七情"内容,一种药物能降低另一种药物的功效称"相恶",两种药物相配合能产生毒性或副作用为"相反"。由于每款药膳所用药物本就不多,常两三味,故必须十分强调药物所承担的主要功效,不能允许相恶、相反的原料配伍,从而使药膳功能丧失。如人参恶萝卜,萝卜能耗气降气而减弱人参补气功效,不能将这两种原料同时配伍组合。至于作用相反的药物,则更不容许在药膳中出现,因此中药的"十八反""十九畏"应当列为药膳的禁忌。还有一些传统的药膳禁忌,如猪肉反乌梅、橘梗,狗肉恶葱,羊肉忌南瓜,鳖肉忌苋菜,螃蟹忌柿,蜂蜜忌葱等。现代科学的认识,如胡萝卜、黄瓜等含分解维生素 C 的成分不宜与白萝卜、旱芹等富含维生素 C 的食物配伍,牛奶等含钙高的食物不宜与菠菜、紫草等含草酸多的食物配伍,这些都可作为药膳配伍禁忌的参考。

身体状态特殊时要注意药食宜忌。不同的体质应用不同的药膳,这属于辨证范围,如阴虚内热者不宜温阳助火。某些特殊的身体状态,如女性的经期、孕期,属于正常的生理变化,此时要注意"妊娠禁忌"及经期用膳原则。如"产前不宜热,产后不宜凉"等。在疾病状态下可以治病为主,不必十分顾及这一原则;但在正常状态下,这种原则应尽量遵循,以避免不必要的误伤。

1.2.4 药膳的治法理论

中医药膳治法是针对不同体质状态的人所确定的具体施膳方法,源于中医治法。尽管药膳疗法与中医治法略有不同,中医着重于病证的治疗,而药膳则关注于日常的调理。它们的基本目标都是防病治病、增强体质,所以药膳仍然沿用了中医治法,只在用药选料方面不完全相同。故药膳常用治法有汗、下、温、清、消、补、理气、理血、祛湿等法。

1.2.4.1 汗法

凡具有开泄腠理、疏散外邪、宣发里邪、解除表证的治法称为汗法,又称解表法。当外感邪气出现表证时,用汗法可以疏解表邪,治疗外感表证。但表证有感受风寒与风热的不同,所以解表药膳又分为辛温解表和辛凉解表两类。辛温解表方如生姜粥、葱豉粥等,辛凉解表方如银花茶、薄荷粥等。若热毒在里,欲透发外出而解,也需汗法治疗。如麻疹疹毒将出未出或出而不透时,助疹毒外透常用芫荽之类,方如芫荽发疹饮。

1.2.4.2 下法

凡通过荡涤肠胃,泻下大便或瘀积,使停留于胃肠的宿食燥粪、实热、冷积、瘀血、痰结、水饮等能从下而去的治法称为下法。由于积滞的不同,下的方法也有区别。因津液不足肠道枯涸所致的便秘,需用润下法,如苏子麻仁粥以滋阴润燥。热结胃肠,便结不下,需用芒硝莱菔汤以泻下热结等。

1.2.4.3 温法

凡具有温阳、祛寒作用针对里寒证的治法称为温法。由于寒邪所在病位不同,温法也各异。寒束经脉者宜温经散寒,寒滞肝脉者宜温肝降逆,脾胃虚寒者宜温中散寒,肾阳衰惫者宜温肾助阳等。寒证常与虚证并见,祛寒常多兼温补。用于脾胃虚寒者,有干姜粥、良姜炖鸡块等以温中祛寒;用于寒滞经脉者有白胡椒炖猪肚等以温经散寒。

1.2.4.4 清法

凡用寒凉药清解火热证的治法称为清法,也称清热法。适用于热性病和其他热证的治疗以及阳热体质的调理。因热所在部位和性质不同,可分为清卫分热、清气分热、清营分热、清血分热、清脏腑热、清热解毒、清热解暑、清退虚热等。如乌梅汤可清气凉营,荷叶冬瓜汤能清热解暑,绿豆茅根汤能清热解毒,枸杞叶粥可退虚热,天花粉粥能清肺生津等。清热法有苦寒伤阳之弊,不宜久用,病后体虚及产后虚弱慎用,同时注意与其他方法的配合使用。

1.2.4.5　消法

凡通过消导散结作用,以祛除水、血、痰、食等有形之邪所致积滞结聚,使之渐消缓散的方法称为消法。有形之邪种类较多,消的范围也较广,如祛痰、祛湿、驱虫、活血消瘀、消食导滞、消坚散结等均具有"消"的含义,但消法主要指消食导滞、消痕积聚,多用于饮食积滞、痞块类病证。如山楂麦芽茶、白术猪肚粥、荸荠内金饼等药膳方。

1.2.4.6　补法

补法在药膳中最为常见。凡具有增强体质、改善机体虚弱状态、治疗虚弱性病证的方法,均称补法。人体气血阴阳、五脏六腑均有出现"虚"的可能,因此凡虚证皆宜补,但主要为补气血调阴阳。

补阴药膳:具有滋补阴液作用的药膳称为补阴药膳。凡阴液亏耗的阴虚证,见口燥咽干,虚烦不眠,便燥溲赤,骨蒸盗汗,五心烦热,脉象细数等症均可施用,如生地黄鸡、清蒸人参鼋鱼等。

补阳药膳:具有温补阳气作用的药膳称为温阳药膳。凡各种原因引起的阳虚证,见畏寒怕冷,腰膝酸软,小便清长或频数,阳痿早泄,脉象细弱等症均可施用,如枸杞羊肾粥、杜仲腰花等。

补气药膳:具有补益正气作用的药膳称为补气药膳。症见倦怠乏力,少气懒言,动则气喘,面色白,食欲不振,大便稀溏,虚热自汗,脉弱或虚大等,均可施用,如黄芪猴头菇汤、人参粥等。

补血药膳:具有补养血液的药膳称为补血药膳。症见头昏眼花,神疲心悸,失眠多梦,肢体麻木,面色少华,唇舌淡白,脉细数或细涩等,均可施用。如红杞田七鸡、当归生姜羊肉汤等。

气血双补药膳:气血两虚证宜用气血双补药膳,既有气虚又有血虚表现时施用。如归芪蒸鸡、十全大补汤等。

1.2.4.7　理气法

凡具有调理气机、疏通经络、调中解郁、促进气血运行的治法,称为理气法。多用于气机阻滞、气机逆乱所引起的病证。气出中焦,为肺所主、脾所生、肝所调,三焦为气机升降出入的通道,是生命活动的内在体现,对健康至为重要。如朱丹溪"气血冲和,百病不生,一有怫郁,诸病生焉。"气机"怫郁"可表现为气郁、气滞、气逆、气陷、气乱、气虚等。气虚、气陷应当补气,理气主要是调理气郁、气滞、气逆、气乱的失常状态,理气药膳以行气、降气两法为主。

行气药膳:凡具有疏通气机、促进气血运行、消除郁滞作用的药膳,均称行气药膳。症见胸脘痞满、胁腹胀痛,或胁肋刺痛、嗳气不舒等宜用,如姜橘饮、柚皮醪糟等。

降气药膳:凡具有降逆作用,用于气逆呕吐、呃逆、喘急病症者,称为降气药膳。如良姜鸡肉炒饭、竹茹芦根茶等。

1.2.4.8　理血法

凡具有活血、止血、凉血、温血、补血作用,以调理血分病变为主的治法,称为理血法。血为后天水谷所化,主于心、藏于肝、统于脾、宣于肺,是五脏六腑生理活动的能量来源。血液运行失常主要表现为郁滞致瘀,或溢于脉外而出血、瘀肿。血量不足时则表现为血虚等,用补血药膳,故理血主要为活血与止血。

活血药膳:凡以消除或攻逐停滞于体内的瘀血为主要作用,能运行血液、消散瘀滞者,称为活血药膳。用于血行不畅或瘀血内阻的各种状态,如闭经,痛经,恶露不行,积聚包块,跌打瘀肿,瘀阻经脉的肢体疼痛,气虚血瘀的半身不遂,瘀血内停的胸胁疼痛等,药膳常用红花当归酒、三七蒸鸡等。

止血药膳:凡用于制止体内或体外各种出血,防止血液进一步损失的一类药膳,称为止血药膳。出血有多种情况,凡血液离经上溢者,多为衄血、咯血、呕血;血从下溢者为便血、崩漏、尿血。损伤有血出于外或血积于内两种情况,无论何种情况必须尽快止血。药膳常用白芨肺、双耳海螺、苎麻根粥。

1.2.4.9　祛湿法

凡具有化除湿邪、蠲除水饮、通淋泄浊等作用的治法称为祛湿法。湿与水异名同类,湿为水之渐,水为湿之积,弥漫者多以湿名,聚留者常以水称。感于外者如淋雨涉水等所致称外湿,滞于内者如嗜酒饮冷等伤脾而致内湿,流散于经脉肢体常与风、寒相合为风湿、寒湿,停于胸腹者为水饮、痰浊。水湿聚于体内常引起水肿腹胀、小便不利、咳嗽、胸痞腹满、呕恶泄利、黄疸等症,故湿在体内宜化、宜祛、宜渗利。

燥湿化浊药膳:用于湿阻中焦,症见胸脘痞闷、食欲不振、呕恶泄泻等,如陈皮鸡块。

利水渗湿药膳:用于水湿塞聚所致腹胁胀满、面身浮肿、小便不利等症,如薏苡仁粥、赤小豆鲤鱼汤。

利水通淋药膳:用于小便癃闭、淋沥点滴作痛,如茯苓泽泻粥、车前叶粥等。

利湿退黄药膳:用于湿郁化热、湿热熏蒸引起的面目俱黄、胸痞腹满等黄疸病症,如茵陈粥、栀子仁粥。

1.3 药膳的历史起源与演变

1.3.1 药膳的发展阶段

药膳伴随着中华民族数千年文明史不断发展渐进而成,历史悠久、内容丰富,成为一门独特的、既古老而又新兴的临床实用学科。根据有关史料记载,加之学者总结,将药膳的源流大体分成了以下几个阶段。

1.3.1.1 蒙昧时期

《孟子·告子上》中"食色,性也",是说人类的本能。而"民以食为天"这句古语,则指人类为了生存、繁衍后代,就必须填饱肚子以维持身体新陈代谢的需要。原始人最重要的一件事就是觅食,当时的食物完全依赖于大自然赐予,吃的食物种类很多,不可避免地会因误食不合适的食物而引起不良反应。《韩非子·五蠹》记载"上古之世……民食果蓏蚌蛤,腥臊恶臭而伤害腹胃,民多疾病。"《淮南子·修务训》也记载"古者民茹草饮水,采树木之实,食蠃蚌之肉,时多疾病毒伤之害……"。这些都说明了远古时期的先民,确实曾受到不当饮食所致疾病的折磨和困扰。经过长期的生活实践,人们逐渐认识到哪些食物有益可以进食,哪些食物有害而不宜食用。《淮南子·修务训》记载"神农……尝百草之滋味,水泉之甘苦,令民知所辟就,当此之时,一日而遇七十毒。"生动地说明了先民在寻找食物过程中,避开有毒的食物而摄取无毒食物的情况。原始人从利用自然野火到人工制造火,"火上燔肉,石上燔谷",在丰富营养方面有所进步,使食品的加工向符合卫生要求发展,提高了人体素质,增强了抗病能力,对人类生存具有积极意义。

这时期人们对食物的选择和加工及保证健康的一些措施,都是生活中不自觉的行动,并没有食疗药膳的概念,所以称为蒙昧时期。

1.3.1.2　萌芽时期(夏至春秋)

这一时期药与食是分隶的,神农尝百草中的"辟""就",其中的"辟"就是避其毒,可能就有了"药"的萌芽,"就"是可食之品。所谓"药食同源",应理解为源于同一发展过程,并不是"食即是药,药即是食"。此时期,已出现多种烹调方法,如商代伊尹精通烹调,善于配制各种汤液治病,他尝试把功能相同或相近的药物放在一起煎煮,由此诞生了中药复方即方剂,因此有"伊尹制汤液而始有方剂"之说。《吕氏春秋·本味篇》载有"阳朴之姜,招摇之桂",姜和桂都是辛温之品,既有抵御风寒的作用,又是烹调中常用的调味品,以此烹调成汤液,既是食品,又可以是汤药。这说明商代已有朴素的饮食疗法,已经具有食疗药膳的雏形。

从甲骨文记载看,有禾、麦、黍、稷、稻等多种粮食作物,并有"其酒"的字样,说明这个时期已能大量酿酒。在新石器时代龙山文化遗址中已发现有陶制的酒器。酒是饮品并具有明显的医疗作用,后人认为它有"邪气时至,服之万全"的作用。由于酒是有机溶剂,能溶解出更多的有效成分,做成药酒,后来又发展成麻醉剂。

周代人们对饮食已经相当讲究,尤其在统治阶级中已经建立与饮食有关的制度与官职。《周礼·天官冢宰》所载的四种医中,食医居于疾医、疡医、兽医之首。食医的职责是"掌和王之六食、六饮、六欲、六膳、百羞、百酱、八珍之齐",可见当时已经明确了饮食与健康的密切关系。春秋末期的教育家孔子,对饮食卫生习惯也有具体要求,如《论语·乡党》中有"食不厌精,脍不厌细。食饐而餲,鱼馁而肉败,不食。色恶,不食。臭恶,不食。失饪,不食。不时,不食。"等提法,都是从保健的目的出发的。讲究饮食以防止疾病的发生,说明食疗药膳的早期发展已经进入到萌芽阶段。

"药膳"一词的提出大抵在东汉时期。如《汉书·列女传》中有"亲调药膳,恩情笃密"等关于家庭药膳的记载。

1.3.1.3　奠基时期(战国至汉)

长期实践所积累的经验使食疗药膳的知识逐渐向理论阶段过渡,最早出现于《黄帝内经》的有关章节中。书中提出了系统的食疗学理论,对我国的食养、食疗和药膳的实践产生了深远的影响。

饮食营养的作用:《黄帝内经·灵枢·五味》首先提出饮食对于人体健康的重要意义,曰"谷始入于胃,其精微者,先出于胃之两焦,以溉五脏,别出两行,营卫之道"。《黄帝内经·灵枢·营卫生会》亦曰"人受气于谷,谷入于胃,以传与肺,五脏六腑皆以受气。"也说明饮食营养对人体健康的重要意义。在病理情况下,即使借助药物治疗,也要注重饮食以调治疾病,这是这一时期提出的食疗原则。

饮食疗法调理疾病:使用药物治疗疾病,要适可而止,不可过分,以免身体受损,当用饮食方法调理使之痊愈。《黄帝内经·素问·脏气法时论》记载的"五谷为养,五果为助,五畜为益,五菜为充,气味合而服之,以补精益气。"就是要求将多种食物互相配合,综合运用,取长补短,从而充分发挥饮食对人体的积极作用,最终达到治愈疾病和养生保健的目的。

食物的性味:《黄帝内经》指出食物也具有四性、五味,四性即寒、热、温、凉,五味是酸、苦、甘、辛、咸。根据不同性质的疾病,选用不同性质的食物,有针对性地进行调养治疗。在五味中,"辛甘发散为阳,酸苦涌泄为阴,咸味涌泄为阴,淡味渗泄为阳"。食物也分为阴阳两大类,按治病的要求,选择不同味道的食物。把食物作为药物对待,中药的性味理论对于食疗药膳有着重要的指导作用。

五味对五脏各有所偏:在五行学说的积极引导下,古人发现食物与药物一样,对人体内脏各有所偏。《黄帝内经·素问·至真要大论》中记载的"夫五味入胃,各归所喜,故酸先入肝,苦先入心,甘先入脾,辛先入肺,咸先入肾,久而增气,物化之常也。"说明不同性味的食物对不同内脏的亲和力,在调治内脏疾病时应有所区别。《黄帝内经》根据五行生克的理论,对内脏疾患利用不同性味饮食进行调治。同时《黄帝内经》又明确指出多种病证的食物禁忌。如《灵枢·五味》指出"五味入于口也,各有所走,各有所病","酸走筋,多食之令人癃;咸走血,多食之令人渴;辛走气,多食之令人洞心;苦走骨,多食之令人变呕;甘走肉,多食之令人悗心"。又如《素问·五脏生成》指出"多食咸则脉凝泣而变色,多食苦则皮槁毛拔,多食辛则筋急而爪枯,多食酸则肉胝而唇揭,多食甘则骨痛而发落。"尽管这些说法难免有机械套用五行生克学说之嫌,但原则上指出了任何食物都有气味的偏胜,若过食偏嗜不利于身体健康,这的确是应该遵循的食疗原则。正如张仲景所说"所食之味,有与病相宜,有与身为害,若得宜则益体,害则成疾。"

这一时期有关食疗药膳的专著相继面世,据《汉书·艺文志》梁代《七录》记载,有《神农黄帝食禁》《黄帝杂饮食忌》《食方》《食经》《太官食经》《太官食法》等,可见这一时期的食疗与药膳已得到相当大的重视,可惜这些专著都已佚失。汉代以前的食疗,是理论奠基期,对于食疗药膳学的发展具有重要影响与指导作用。

1.3.1.4　形成时期(晋至唐)

魏晋以来,食疗在一些医药著作中有充分反映。东晋著名医家葛洪著的《肘后备急方》中载有很多食疗方剂,如生梨汁治嗽,蜜水送炙鳖甲散催乳,青雄鸭煮汁治疗水肿病,小豆汁治疗腹水,用豆豉与酒治疗脚气病等。他还进一步指出"欲预防不必待时,便与酒煮豉服之",把食疗应用到预防疾病方面。南北朝时期陶弘景著有《本草经集注》,是我国药物学发展史上的第二个里程碑,记载了大量的药用食物,诸如蟹、鱼、猪、麦、枣、豆、海藻、昆布、苦瓜、葱、姜等日常食物达百余种,并较深入地提出了食物的禁忌。

唐代药王孙思邈所著的《备急千金要方》标志着食疗学已经是一门独立的学问,成为独立的学科。书中除集中叙述五脏喜恶宜忌及食物气味、归经以外,还着重论述食疗在医药中的地位,指出其重要性。他提出"不知食宜者,不足以存生也……是故食能排邪而安脏腑,悦神爽志,以资血气。若能用食平疴,释情遣疾者,可谓良工",也提出能否正确应用食疗药膳治病应作为衡量医者技术水平的重要标准之一,并强调"夫为医者,当须先洞晓病源,知其所犯,以食治之,食疗不愈,然后命药。"他把食疗药膳作为治病疗疾的首选对策,可见他对食疗的重视。他还列述了可供药用的食物共 161 种,其中果实类 29 种、菜蔬类 50 种、谷米类 27 种、鸟兽类 40 种,详述每种食物的性味、毒性、治疗作用、归经、宜忌、服法等。唐代出现了我国现存最早的一部以食疗命名的药物学专著《食疗本草》(孟诜著),该书早佚,但其内容被后代有关著作所引用。书中药用食物 227 种(包括动物、植物和矿物),对于药的性味、产地、鉴别调制都做了叙述。每种药之下,列有该食物组成的方剂及其治疗适应病证,书中还注意到食疗药膳具有地区性的差别。上述说明唐代已经广泛应用食疗和药膳治病及养生。这些药膳已成为我国民间常用食疗方剂,在实际生活中普遍应用。

唐代另一部重要著作《外台秘要》中也有许多食疗药膳方剂。书中关于食物禁忌的叙述尤其详细,对大多数病证的治疗都列出明确的禁忌,包括忌食生冷、油腻、荤腥、酒等。这些都是通过长期实践所取得的宝贵经验。

既有理论又有实践的食疗药膳专著,使食疗药膳学成为一门独立的学科,并为食疗药膳的全面发展打下坚实的基础。

1.3.1.5 发展时期(宋至清)

北宋王朝的几位统治者对医学的发展颇为重视,采取了一些积极的措施,如成立整理医著的"校正医书局"及药学机构"太平惠民和剂局"等。北宋官修的几部大型方书中,食疗学作为一门独立专科得到了足够的重视。如《太平圣惠方》《圣济总录》两部书中,都专设"食治门",即食疗学的专篇,载方 160 首,用来治疗大约 28 种病证,包括中风、骨蒸、三消、霍乱、耳聋、五淋、脾胃虚弱、痢疾等。药膳方剂以粥品最多(如豉粥、杏仁粥、黑豆粥、鲤鱼粥、薏苡仁粥等),成为食治门中的主流。此外,还有羹、饼、茶等剂型。《圣济总录》中有酒、饼、面、饮、散等不同形式,且制作方法也较详细。

　　元代饮膳太医忽思慧所著《饮膳正要》，是我国古代营养学专著之一，它超越了药膳食疗的旧概念，从营养的观点出发，强调正常人加强饮食卫生、营养调摄以预防疾病。他在书中强调"夫安乐之道，在乎保养……故善养性者，先饥而食，食勿令饱，先渴而饮，饮勿令过。食欲数而少，不欲顿而多。"在此书三卷内容中，首列"聚珍异馔"，作为正常人调摄、强身健体的滋补食品。他在中医药发展史上首先从养生预防的观点出发，提出食物营养的要求。书中介绍了多种日常饮食的制作，包括汤类、粉类、面类、羹类、粥类。至于食疗药谱、治疗各门类疾病的方剂也很多，如桃仁粥（桃仁三两去皮、尖，和粳米同煮粥，治疗咳嗽、胸满、喘急等）、黑牛髓煎（用黑牛髓半斤、生地黄汁半斤、白沙蜜半斤共熬为膏治疗肾弱、骨败、瘦弱等），都是典型的药膳，其他如香圆煎、枸杞茶、荔枝膏等都是简便易行的食疗方剂。末卷还把203种食品按米谷、兽、禽、鱼、果、菜和料物分为7类，分别介绍其性味及疗效。《饮膳正要》是中医食疗药膳学发展史上的一个里程碑，标志着中国食疗药膳的成熟。《饮膳正要》还有两个突出的特点：一是主要反映北方地区的饮食习惯，比较符合北方居民的需要；二是为了满足当时统治阶级蒙古贵族的需要，民族特色十分突出，书中记载了很多民族食物，如果品中的八檐仁、必思答，料物有马思答吉、哈昔呢、回回青等。《饮膳正要》基本上反映了当时我国食疗药膳的发展水平。此外，还有吴瑞的《日用本草》、娄居中的《食治通说》等，都从不同侧面论述了食疗与药膳，并将其提升到相当的高度。

　　明清时期是中医食疗药膳进入更加全面发展的阶段，几乎所有的本草著作都注意到中药与食疗学的密切关系。如明代医药学家李时珍的《本草纲目》中除数以百计的可供药用食物外，还有相当多的食疗药膳方。其中，卷三、卷四"百病主治药"中，对百余门病证的治疗，提供了数百个药膳食疗方，诸如用酒煮食乌鸡治风虚，用怀香、赤小豆、豆制品等十多种食物和猪脂为丸治疗劳倦，各种米粥治脾胃病症等，都是典型的药膳。明代还有一些特殊的本草著作，如朱橚的《救荒本草》中所载大多非日常的蔬菜水果，但可供荒年救饥拯灾之用，有很高的实用价值。这些都表明食疗营养学发展到了一个崭新的阶段。

对食疗药膳的制作,也有新的发展,如徐春甫《古今医统大全》中载有各类饮食如茶、酒、醋、酱油、酱、菜蔬、肉、鲜果、酪酥、蜜饯等的制作法。明清时期对多疾病及年老者的食疗药膳尤为重视。其中,高濂(明)的《遵生八笺》,记载了适合老年人的饮食,极为详尽。曹庭栋(清)的《老老恒言》尤其注意老年应用药膳防病养生,对老年人食粥论述最详,提出"粥能益人,老年尤宜",并将药粥分为三品,上品"气味轻清,香美适口",中品"少逊",下品"重浊",主张"老年有竟日食粥,不计顿,饥即食,亦能体强健享大寿"。《老老恒言》中提出上品粥36种,如莲米芡实粥、杏仁粥、胡桃粥、枸杞叶粥等;中品粥27种,如茯苓粥、赤小豆粥、大枣粥、龙眼粥;下品粥37种,如地黄粥、羊肝粥等。以上都是后世常用于老年滋补、健脾益肾及一般虚弱的常用药粥品。

明代食疗药膳著作达30种以上,其中有的是重点论述本草的,如沈李龙的《食物本草会纂》、卢和的《食物本草》、宁原的《食鉴本草》等,还有从饮食调理、药膳制作的观点出发撰成的食谱营养学专著,其中较为著名的如贾铭的《饮食须知》、袁枚的《随园食单》、王士雄的《随息居饮食谱》等,有的至今在临证中仍有较大的实用价值,是中医宝贵文化遗产中的珍品。

此阶段的食疗学还有一个突出特点,就是提倡素食的思想得到进一步发展,受到重视。《黄帝内经》中载有:"膏粱之变,足生大疔。"人们早已注意到偏嗜偏食,尤其是偏食高脂食品的危害,过食油腻已经引起医家们的注意和关注,因而明清时期强调素食的著作相应增多。如卢和的《食物本草》指出"五谷乃天生养人之物","诸菜皆地产阴物,所以养阴,固宜食之……蔬有疏通之义焉,食之则肠胃通畅无壅滞之患"。这些思想不仅使食疗学、营养学思想得到深化,也大大推进了养生学的发展。

1.3.2　药膳学的现代研究

在中医药学漫长的发展历程中,中医药膳的理论和应用经验被不断地丰富,中医药膳在科学日益发展、人们生活水平不断提高的今天,已成为人们高度关注并追捧的膳食品类,体现了人们对健康的期盼和对自然生态疗效性食物的追求。这一学科随着科学技术的进步亦得到长足发展,主要表现在以下几方面。

1.3.2.1 药膳的理论研究

中医药膳学能成为中医学的重要分支学科,具有相对独立的理论特点。在中医学发展的进程中,中医药膳学只是存在于中医学理论中,并未完全分化出来,也就是说尚未形成较系统的药膳学理论体系。其原因与药膳学和中医学的相互包涵有着极大的关系。从《黄帝内经》来看,在很大程度上《黄帝内经》是从药食两类疗法来探讨中医学理论的,可以说《黄帝内经》也是药膳学的奠基理论。近些年来,人们对《黄帝内经》等中医典籍在药膳理论上的贡献进行了较广泛的研究,主要是根据《黄帝内经》《伤寒论》《备急金要方》等以及到明清时期的大量药膳学著作,探讨了药膳理论的形成、发展和系统化历程,同时亦使药膳理论日臻完善。如谢梦洲、朱天民的《中医药膳学》,左铮云、刘志勇、乐毅敏的《中医药膳学》,彭铭泉的《中国药膳学》,刘昭纯、鲁明源、张令德的《实用药膳学》等,对中医药膳学理论进行了较系统的阐发,从理论的形成,中医阴阳五行、脏腑气血等理论在药膳学中的应用,药膳方的方剂学理论,药膳原料的药学理论等方面,都进行了较系统的讨论。王者悦《中国药膳大辞典》这一大型药膳工具书,则对药膳的理论与应用提供了较全面的资料。同时,中华民族的药膳文化也得到世界的认同,近些年来召开了数次药膳食疗的国际学术研讨会。北京中医药大学、湖南中医药大学、江西中医药大学等国家中医药高等院校已陆续开设了"中医药膳学"课程,为中医药膳学的理论与实践夯实了人才基础。

1.3.2.2 药膳的实验与临床研究

药膳学经过几千年的发展,积累了数千种药物、食物的药用、食用知识,以及难以数计的药膳食疗方。随着科学技术的迅速发展,药膳食疗研究者对古代药膳方的探讨、新药膳方的开发、药膳食疗的机理研究、单味药物或食物的食疗原理等进行了广泛的实验和临床研究。如"参灵草口服液增强机体免疫力的临床研究影响""中医药膳预防高校教师职业病的研究""基于体质养生下的中医药膳研究与开发""中医药膳干预乳腺囊性增生的机制研究"等课题从不同角度进行了实验和临床观察。对单味药膳原料葛根、生姜、蜂产品、灵芝等也进行了深入的研究,为进一步开发新品种奠定了基础。为了有组织、有计划地对药膳食疗进行研究,很多地方建立了专门的药膳食疗研究机构,有的地方甚至建立了行业学会、协会等社团组织,使研究工作能够持续规范化地发展。

1.3.2.3　药膳的应用研究

药膳从理论走向临床,从书本走向应用,近年来已日渐兴盛。一些传统药膳产品一直为人们所喜爱,如茯苓饼、山楂片(糕)、姜枣茶、陈皮糖、绿豆糕及各种药酒。新开发的药膳保健产品也如雨后春笋般涌现,常见的如蜂产品系列、葛根产品系列、人参产品系列及参灵草口服液等。

药膳应用的另一形式是药膳餐馆。一些传统的药膳名方成为各药膳餐厅的主流菜肴,并同时创出各自的名点名膳。如开创较早的成都同仁堂药膳餐厅,即有药膳食谱近百种,品种有冷盘、小吃、热菜、饮料、药酒五大类,并自创一批名牌药膳。目前,几乎全国各地均有各具特色的药膳餐厅。受此影响,韩国、日本、马来西亚、新西兰、新加坡等地也极推崇中医药膳,甚至在欧美等发达国家药膳也正在出现。

药膳应用的普及与推广。《药膳食疗》与《东方食疗与保健》是药膳食疗专刊,以众多的栏目,从理论研究、实验研究及临床应用等方面向人们传播大量的药膳食疗信息。《中国烹饪》《中国食品》《东方美食》《中国食品报》《中医药报》等也开辟了药膳食疗专栏以介绍药膳知识,为增强人民体质、普及药膳食疗起到了非常重要的作用。

1.3.2.4 药膳的现代开发研究

科学技术的飞速发展,也为药膳的现代开发研究带来了生机。同时,由于药膳既能防病治病、增强体质、利于健康,又能丰富饮食、调剂生活,因而受到人们的广泛喜爱,并对药膳产品的质量、品种有了更多地追求。社会需求不断促使药膳食疗研究者采用新技术、新方法,改进质量,增加品种,并尽可能地向工业化生产迈进。各种新技术的应用使药膳从传统的菜肴类、面点类、酒类,发展为新型饮料类、冲服剂类、浓缩剂类、罐头类等。

为了更有利于开发研究,有的地方成立了药膳食疗的研究机构,对药膳的现代化展开了深入的、有组织的、多方合作的研究工作,而且有关这方面的工作也受到了国外有识之士的高度重视。近年来,就药膳食疗开展了广泛的国际交流与合作。随着人们对药膳食疗的喜好和需求,药膳食疗业蓬勃兴起,特别在"回归自然"的强烈呼声中,作为生态疗法的中医药膳已展现出光明美好的发展前景。

1.4 药膳的分类

人类的食物主要是植物和动物,而且需要加工处理。由于人们的饮食习惯与爱好及特殊需要,经过不同的配制和加工,可制成形态、风格、营养价值不同,花色繁多的加工品。经过加工制作的食物统称为食品,以中医辨证论治理论为指导,将中药与食物相配伍,经过加工制成色、香、味、形、效俱佳的具有保健和治疗作用的食品,称为药膳食品。古代医家经常应用药膳食品进行营养保健和防病治病。

在历代中医著作中,对宫廷与民间的"食谱""菜谱""粥谱""茶谱"中各种类型的药膳食品记载甚多。远在公元前22世纪,就采用发酵法酿酒,后始制酱、制醋、制乳酸等。而今仍在沿用商汤时代伊尹首创汤剂,在《黄帝内经·素问》中有《汤液醪醴论》专篇,并载有食疗如半夏秫米汤、鸡矢醴等,可谓食疗方剂之祖。人们不断地总结和探索,使药膳食品种类逐渐丰富,类型日益增多。如唐代《食医心鉴》中药膳方剂类型有粥、羹、菜肴、酒、茶方、汤、乳方、素饼、丸烩、汁、散等。宋代《太平圣惠方》《圣济总录》中记载药膳的剂型品种更加丰富多彩。除上述种类外,还有服方、毕箩方、子方、酥煎方、醍醐方等。明清时代,药膳食品的分类更加详细。如明朝《本草纲目》中对"饭"的品种记载就有新炊饭、寒食饭、祀灶饭等;对"糕"的记载,有集、饵之分,单以米粉或黍、糯米、粳米粉蒸成者为集,米粉合豆末、糖、蜜蒸成者为饵。现代药膳食品种类更加繁多,结合历代医籍中的分类方法和现代分类思想,按药膳食品的治疗作用、制作工艺、原料属性、药膳特点及应用原则等方面进行分类。

1.4.1 按药膳的作用分类

古代许多医书,按药膳食品的治疗作用对其进行分类。如《食医心鉴》中是以食治方为主,按病分为 15 类,每类中均有粥、羹、菜肴、酒等类型。《太平圣惠方》食治论中,按病分为 13 类,共载 160 首食疗方,每类中均有粥、羹、饼、酒等剂型。《圣济总录》食治门中,按病分为 29 类,每类各有饭、粥、酒、饮、煎、蜜膏等剂型。现按药膳食品的医疗作用归纳为以下几类。

1.4.1.1 养生保健、美容类药膳

主要是供给无病但体质偏弱的人,或是为了以强身、健美、益寿等为目的者食用。常见的类型有以下几种。

塑身减肥药膳:如荷叶鸡丝蒸冬瓜、盐渍三皮、减肥酒酿。

润肤养颜药膳:如补血红枣酿、玉竹烩三丝、得月八宝鸭、当归烧公鸡、鲍汁菜胆。

益智健脑药膳:如健脑粥、增智果脯、山药乌鱼卷、菖蒲鹿角菜、砂蔻猪手。

增力耐劳药膳:如补益鱿鱼卷、白术羊排、豆豉酿千层肉、健脾牛肋。

清肝明目药膳：如黄连羊肝汤、决明子菊花饮、菊花肉片、天麻鱼唇。

补肾聪耳药膳：如葛粉蓣肉烩腰花、海马牛子、腐竹炒苋菜、杜仲腰花、参芪鱼头。

美发乌发药膳：如核桃花枝片、三豆乌发米糕、养血健发果脯、首乌胡萝卜。

延年益寿药膳：如仙人粥、杜仲鹿筋、茯苓豆腐、红花翅、十全大补酒、醒酒葛羹。

1.4.1.2　治疗与辅助治疗类药膳

主要是针对部分病情，采用相应药膳进行治疗，尤其对慢性病最为适宜。既有疗效，又免遭服药之苦。

解表药膳：具有发汗、解肌透邪的作用，以解除表证。如姜糖饮、葱豉黄酒汤、罗汉果烧兔肉、桑菊薄竹饮、薄荷京酱肉丝、牛蒡鸡丝等。

祛痰止咳平喘药膳：具有润肺平喘、止咳降气化痰的作用。如止咳梨膏糖、芦果海参、鸡蛋炸萝卜、白果虾仁、瓜蒌饼、糖橘饼等。

消食化积药膳：具有开胃健脾、消积化滞的作用。如消食茶膏糖、山楂肉干、砂蔻蒸鱼、芸豆卷、五香槟榔、荷香鸭等。

清热药膳：具有清热解毒、止渴生津作用。如银花露、西瓜番茄汁、五汁饮、七鲜汤等。

祛寒药膳：具有振奋阳气、温散寒邪作用。如附子羊肉汤、归姜羊肉汤、荔枝八宝粥等。

祛湿药膳：具有燥湿化浊、清热利湿、温阳化水的作用。如豆蔻馒头、茯苓包子、薏仁红枣粥、蚕豆糕、薏仁稀饭等。

泻下药膳：具有通便消积、逐水活血的作用。如蜂蜜香油汤、土豆蜜膏、银杏炖雪梨等。

补益药膳：具有滋补强壮作用。如田七蒸鸡、归参炖母鸡、冬虫夏草炖鸭等。

理气药膳:具有行气理气止痛作用。如陈皮鸡、丁香鸭、佛手酒、香砂糖等。

理血药膳:具有养血理血、活血化瘀作用。如活血鱼尾、当归鸡、血藤鸭掌、红花翅等。

息风药膳:具有息风镇惊、养血镇静作用。如菊花肉片、天麻鱼头、洋参蛇排等。

安神药膳:具有养心安神、养血镇静作用。如枣仁粥、玉竹心子、葱枣汤等。

1.4.1.3 康复类药膳

主要针对疾病和损伤所造成的功能障碍,通过药膳调理,使之尽可能地恢复正常或接近正常水平。在疾病恢复过程中,由于脏腑功能衰退的气虚证,常用的药膳食品如参芪粥、归参山药糊等;由于疾病或损伤,造成阴血不足、脏腑失于濡养而致血虚证,可选用玫瑰花烤羊心、糖渍鲜龙眼等;由于疾病所致阴阳亏损而阴不制阳,临床表现为阴虚阳亢证候,可选用冰糖黄精汤、怡糖精等;由于阴阳亏损,导致阳不制阴的证候,可选用归地烧羊肉、良姜炖鸡块等;如津液不足所致津亏,可选用甜酒红枣、桂圆参蜜膏等;由于病后失于调理,或情志刺激,或劳倦过度,饮食不节,房事所伤,导致阴阳、气血、脏腑虚损,应采用补益办法,以达补而不燥、滋而不腻的目的,常见的有黑豆膏、醋制杏仁、八宝米饭等。

1.4.2 按药膳食品的工艺特点分类

历代医药书中的药膳,按工艺特点进行分类的很多。如北宋《养老奉亲书》所载的食疗方,按其制法特点分为四类:软食类有粥、羹、馄饨等,硬食类有素饼,饮料类有汤、饮、酒、乳、茶、浆,菜肴类有烩、腌、炙、煎等。明朝《遵生八笺》中将药膳食品分为花泉类、汤品类、熟水类、果实粉面类、粥糜类、法制药品类等十余类。现代的《实用中医营养学》中的药膳食品,基本上也是按工艺特点分类的,有粥饭类、饼面粉糕类、羹汤类、饮汁类、膏煎类、酒类等。《药膳食谱集锦》将药膳分为 12 种类型,较为完善、全面。总之,按工艺特点分类的药膳食品可归纳为以下几类。

1.4.2.1 鲜汁

由新鲜并含有汁液丰富的植物果实、茎叶和块根,经捣烂、压榨后所取得的汁液。一般为单饮,也可调加适量的水或酒,饮用量可根据实际情况增减。古代常用鲜汁,有治疗热病烦渴的西瓜汁、雪梨汁、番茄汁,有治疗血热出血的鲜荷叶汁、鲜藕汁,有消导化痰的白萝卜汁等。

1.4.2.2 茶饮

由含茶或不含茶的药物或食物作为原料,经粉碎加工的制成品。茶饮制作特点是不用煎煮,饮用时以沸水冲泡或温浸即可。这是我国古代剂型之一,《圣济总录》中用以治疗急性胃肠病的姜茶饮,《本草汇言》中用以治疗风寒感冒的姜糖饮、姜糖苏叶饮均属此类。

1.4.2.3 汤液

将药物或食物用煎煮或浸泡去渣取汁的方法制成的液体剂型,是我国应用最早最广泛的一种剂型。食用汤液多是一煎而成,将不便食用的药料除去,其余的可喝汤。有些名贵的药、食原料制作汤液时,也可采取蒸、炖等方法。如《备急千金要方》中治神经衰弱、病后体虚的葱枣汤,《仁斋直指方》中可治疗泌尿系统感染的莲子六一汤,《太平圣惠方》中治疗消化道出血的双荷汤等。

1.4.2.4 速溶饮

速溶饮是用药料和食料的干品经煎煮、去渣取汁或用其鲜品液汁,浓缩后加入干燥糖粉或适宜的黏合剂制成颗粒,最后干燥而成颗粒状制品,食用时沸水冲化。如治疗各种出血症的大、小蓟速溶饮,治疗咽炎、喉炎的柑橘速溶饮,适宜于女性调理经期腹痛的红糖姜枣饮等。

1.4.2.5 药酒

从成分来讲有酒、醴、醪之分。酒剂是用白酒浸泡药物而制得的澄明液体,如枸杞酒、木瓜酒等。醴是以酒浸制原料,并添加糖而制成的液体成品,如预防中暑的山楂、蜜饯桃脯、杨梅醴,强健筋骨的五加皮醴等。醪是除含有普通药材成分和糖以外,还含有酿酒所产生的酒渣成分,即醪糟。如健脾、祛湿、美容的薏苡仁醪,治疗肝热型高血压眩晕的菊花醪。

1.4.2.6 露

也称芳香水,是芳香性植物药材或食料,经水蒸气蒸馏法制得的一种含有挥发油的水溶液。自元代起,出现大量露的饮料。清代《本草纲目拾遗》记载有玫瑰露、茉莉花露等十多种露饮。常见的露有止咳润肺的枇杷露、平喘的杏仁露、清热的金银花露等。

1.4.2.7 蜜膏

又称膏滋,是由药材和食物加水煎煮,去渣、浓缩后加糖或炼蜜制成的半流体状的稠膏。具有滋补、润燥功效,适于久病体虚者长期调制服用。如治肺热型咳嗽的秋梨膏,用于治疗须发早白或脱发的乌发蜜膏等。

1.4.2.8 粥

粥是以大米、小米、秫米、大麦、小麦等富含淀粉的粮食,经煮熬而成半液体的食品,添加一些具有保健和医疗作用的食物或药材的煎汁。中医主张年老体弱、病后、产后之人都要"糜粥浆养"。如《补缺肘后方》中治疗水肿的茅根赤豆粥,《圣济总录》中治疗老年腰膝酸痛、足跟痛的枸杞羊肾粥等。

1.4.2.9 糊

由富含淀粉的食料细粉,经炒、炙、蒸、煮等处理加工后,制成的干燥品,内含糊精和糖类成分较多,开水冲调成糊状而食用。如藕粉、菱角粉、酥油茶等。

1.4.2.10 羹

是以肉、蛋、奶、海味等为主体原料制成较稠厚的汤液。药膳羹是在一般羹的基础上加入适量味淡的药料而成的。古代流传至今的有增加气力和补益气血的归参鳝鱼羹、治疗产后乳少的猪蹄通乳羹、补虚劳体弱的山药奶肉羹等。

1.4.2.11 糖果

以糖为原料,加水熬成的固态或半固态食品。药膳食疗糖果,多以药材粗粉、药汁等混入熬好的糖料中即成。如《随息居饮食谱》中用于治疗肺热燥咳、咽干的柿霜糖,民间流传的助消化的消食茶膏糖,治肺热型外感的止咳梨膏糖等。

1.4.2.12 蜜饯和糖渍小食品

是将新鲜的果料,经过蜜或糖加工处理而成的食品。具有保健医疗作用的蜜饯和糖渍食品,是选取有一定作用的果料,经过药液、糖、蜜的煎煮和腌制而成。如蜜饯山楂、蜜饯桃脯、糖渍青梅、糖渍陈皮等。

1.4.2.13 米面食品

是以稻米、糯米、小麦面粉等为基本材料制成的米饭和面食类食品。分为米饭、饼、糕、卷等种类,按制作方法一般可分为蒸食、煮食、烙食、烤食、凉食等。具有保健医疗作用的米面食品,是在上述食品中加入较多具有补益且性味平和的药物,如茯苓饼、八珍糕、芸豆卷、参枣米饭等。

1.4.2.14　菜肴

包括生熟蔬菜、肉、蛋、水产品、乳等,经烹调加工,制成色香味美的食品。保健医疗的菜肴,选择具有一定药效作用的食料,配加一些中药或药汁制成色、香、味、形俱全的菜肴。目前保健医疗的菜肴种类繁多,如香椿鱼、黄芪鸡、冬虫草鸭、姜葱鲤鱼等。

1.4.2.15　其他

凡不属上述 14 类的食品皆属此类,也具有一定的医疗保健作用的药食。如芝麻盐粉、五香槟榔、药制黑豆等。

1.4.3　按药膳食品原料属性分类

按药膳食品原料属性,可分为谷类、蔬类、果类、畜禽肉类、水产类、蛋类、乳类等。清代《饮食辨录》总类中,其代茶部分收集了一些植物的根茎花叶或果实的汁,如萝卜汁、冬瓜汁、梅汁等;谷类部分记载粥谱 53 种、酒 32 种。传统药膳食品类型的发展过程,也是不断改进和创新的过程。一般常用的汤液、粥、羹,虽有疗效,但尚需煎煮过程,不能应急使用,也不能远途携带和长时间保存。随着现代生产技术的发展,出现了一些采用现代加工技术的新的药膳食品,如饮料、方便型食品。尽管我国传统药膳食品类型大部分仍在使用中,但还应根据临床食疗需要,不断地提高和改进,创造出更多、更新类型的药膳,以更好地服务人民健康。

1.4.4 按药膳特点分类

1.4.4.1 应时药膳

中医认为人为小天地,与天地相应,人与自然界密切相关,四时节气的气候变化对人体的生理、病理变化都有一定的影响,因此在组方施膳时必须考虑相适宜药膳和采用正确的方法,以减少外界的变化对人体的影响。如长夏之小暑大暑节气,天之阳热下降,地之水汽上腾,湿热火三气交加,即谓之暑,天地如同大蒸笼,故在此季节感受湿热暑邪者较多。因此相应的药膳宜用解暑类。冬天气温较低或气温骤降,容易感受寒邪,阴寒偏盛则损伤阳气,或失去正常的温煦气化作用,所以出现一系列机能减退的证候,如恶寒、肢体不温、脘腹冷痛等。寒邪收引凝滞,侵袭人体易使气机收敛牵引作痛。寒邪侵经络关节,经脉拘急,气血凝滞阻闭,故出现肢体屈伸不利或厥冷不仁,相应的药膳则宜用温经散寒类。有学者把这类药膳称之为应时药膳。

年份之应时:药膳的应时,从大方面而言,首先是年份的应时,其理论体系主要体现在"五运六气"学说中。早在秦汉时期的医学巨著《黄帝内经》中,就已较为详细地论述了五运六气及其相应年份的气候特点与易发疾病之间的紧密联系,五运六气以十天干中的甲己相合为土运,乙庚相合为金运,丙辛相合为水运,丁壬相合为木运,戊癸相合为火运,统称为五运;又以十二地支的巳亥相合为厥阴风木,子午相合为少阴君火,寅申相合为少阳相火,丑未相合为太阴湿土,卯酉相合为阳明燥金,辰戌相合为太阳寒水,统称六气;从年之天干推算五运,从年之地支推算六气,并从运与气之间,分析其生治与承制的关系,用来判断该年的气候变化与疾病发生。如《黄帝内经·素问·六元正纪大论》记载:"凡此太阴司天之政,气化运化运行后天。阴专其政,……民病寒湿,腹满身䐜愤胕肿,痞逆寒厥拘急。"说明太阴司天之岁,老百姓易得寒湿之病,表现为腹胀满、心下痞呕逆等病,而对于该年相应的药物及药膳疗法也给出了指导原则,其记载:"岁宜以苦燥之温之,甚者发之泄之。不发不泄,则湿气外溢,肉溃皮折而水血交流。必赞其阳火,令御甚寒,从气异同,少多其判也,同寒者以热化,同湿者以燥化,异者少之,同者多之,用凉远凉,用寒远寒,用温远温,用热远热,食宜同法。假者反之,此其道也,反是者病也。"其中明确的提出了"食宜同法",即药物与药膳疗法的调理原则相同,可见古人早在 2000 多年前,就已经把年份之应时药膳与药物治疗放在了同等地位,由此更可见古人重视药膳之程度,也具体到了药膳调理原则,如"岁宜以苦燥治温之""中酸和"等,强调该年当多用苦酸之品以防病治病养生调理。因此在药膳食疗中,应该重视年份应时(五运六气)的重要性,并根据其年份应时的气候特点及发病特点来相应调整药膳中的药食配伍,从而与客观情况相符合,达到更好的治疗或者养生目的。

季节之应时:季节的应时在中医药物治病及药膳养生的理论及实践应用中已非常普遍和广泛,如《黄帝内经·素问·四气调神大论》中就有根据四季的气候特点差异而采取不同的养生方法的记载:"春三月,此谓发陈,天地俱生,万物以荣,夜卧早起,广步于庭,被发缓形,以使志生,生而勿杀,予而勿夺,赏而勿罚……冬三月,此谓闭藏。水冰地坼,勿扰乎阳,早卧晚起,必待日光,使志若伏若匿,若有私意,若已有得,去寒就温,无泄皮肤,使气亟夺"等,这是古人根据四季的气候变化特点而调整采取相应的作息而达到健康养生的目的。在药物治病和药膳调理原则方面,古人亦有论述,如《黄帝内经》强调的"春夏养阳,秋冬养阴,冬病夏治,夏病冬至",即强调了春天夏天的治病或者养生应以补养阳气为大法,秋天冬天则以养阴血为大法,孙思邈的《备急千金要方·食治》中记载:"春七十二日,省酸增甘,以养脾气,夏七十二日,省苦增辛,以养肺气,秋七十二日,省辛增酸,以养肝气,冬七十二日,省咸增苦,以养心气。"即按照四季阴阳二气升沉流转与五行属性,调整饮食药膳的性质与内容。孙思邈指出"五月常服五味子以补五脏气,六月常服五味子,以益肺金之气,在上则滋源,在下则滋肾",并由此而创立最适用于暑夏时服用"生脉饮"(其中就有五味子),以此方为基础的各种药膳,亦是现在暑夏时非常重要的药膳。关于季节的药物治疗及药膳调理的禁忌,在张仲景著的《伤寒杂病论》中也有论述,其曰"春夏禁下,秋冬禁汗。春夏而下,秋冬而汗,是失天信,伐天和也。"说明春天夏天的用药及药膳不宜用苦寒通泻之品,秋天冬天的用药及药膳则不宜用辛甘发散之品,如误用则谓之"伐天和",即所谓的"人违天地之法",于健康不利。季节应时概念也早已渗透于民间的饮食文化中,如老百姓常说的"冬吃萝卜夏吃姜,一年四季保平安。""立冬之日起大雾,冬水田里点萝卜"等。

　　四季又细分为二十四个节气,因四季下的各个节气的不同,其气候特点亦有区别,因此根据其特点而采用的药物或者药膳亦有差异。明末清初名医喻嘉言在《瘟疫论》中记载的"古人元旦汲清泉以饮芳香之药,上已采兰草以袭芳香之气,重涤秽也。"讲的是古人在正月初一要饮清泉水及芳香之品,以重涤秽气,以防止瘟疫病的发生。民间的二十四节气饮食风俗更有其特色,如六朝时清明时令饮食就有清明团、乌饭与清明茶等,清明团是用清明时节生长的软曲、艾蒿等与糯米饭揉制而成,现在湖北、福建、广东、江西仍有这一清明食俗;南方多个地区民间有用清明菜做成的各种饼食用的习俗。古代地区江南立夏饮"七家茶",也称"立夏茶",明人田汝成记述杭州:"立夏之日,人家各烹新茶,配以诸色细果,馈送亲戚比邻,谓之七家茶"。大小暑时,古代有伏日民俗,朝廷给官员赐肉,放假回家,闭门不出。宋代皇帝为了表示对臣子的体恤,三伏天给臣下赐冰解暑。明清以来,民间夏至食品是面条,有"冬至馄饨夏至面"之说,据清乾隆年间成书的《帝京岁时纪胜》记载,当时北京人夏至日家家都吃冷淘面,也就是过水面,这种面条是都城的美食,各省到北京游历的人都说"京师的冷淘面爽口适宜,天下无比"。清代苏州人"最重冬至节",冬至前一天,亲朋好友互相馈送节日食品,提篮担盒者满路,俗称"冬至盘"等。我们也应在中医四季及二十四节气应时理论的指导下,结合民间二十四节气的部分相关传统风俗饮食,针对每个节气的特点,制作相应的药膳(见应时药膳实例),如立春有养肝防风、清热凉血食疗方"天麻莲藕羹",惊蛰的辅助平肝凉血食疗方"抱春汤",立夏有养肝防风、清热凉血食疗方"益气养心粥",大暑有滋阴生津、补气敛汗食疗方"生脉饮"等。

昼夜之应时:一日有昼夜之分,昼夜又分二十四小时,古人分为十二时辰,即:子、丑、寅、卯、辰、巳、午、未、申、酉、戌、亥。每一时辰相当于现代的两个小时。注:子时(23 ~ 1 点),丑时(1 ~ 3 点),寅时(3 ~ 5 点),卯时(5 ~ 7 点),辰时(7 ~ 9 点),巳时(9 ~ 11 点),午时(11 ~ 13 点),未时(13 ~ 15 点),申时(15 ~ 17 点),酉时(17 ~ 19 点),戌时(19 ~ 21 点),亥时(21 ~ 23)。不同的时辰,人体十二经的气血盛衰也不同,如:子时胆经最旺,丑时肝经最旺,寅时肺经最旺,卯时大肠经最旺,戌时心包经最旺,亥时三焦经最旺等,这就是中医的"子午流注"理论。依据此理论,在临床治病及药膳调理时,根据一天的具体时辰对应的脏腑经络的气血盛衰的不同,针对性地用针药或者药膳调理相应的脏腑经络,以取得较好的治疗或者养生效果。在作息方面,中医也强调睡子觉,即 23 点前应该入睡(如在秋冬,应该更早一点),古人强调"日出而作,日入而息",《黄帝内经·灵枢·营卫生会》也载有"日入阳尽而阴受气矣,夜半而大会,万民皆卧,命曰合阴",强调人顺应天地入夜而睡的好处。《黄帝内经·灵枢·营卫生会》记载:"卫气行于阴二十五度,行于阳二十五度,分为昼夜,故气至阳而起,至阴而止。故曰:日中而阳陇为重阳,夜半而阴陇为重阴。故太阴主内,太阳主外,各行二十五度,分为昼夜。夜半为阴陇,夜半后而为阴衰,平旦阴尽而阳受矣。日中而阳陇,日西而阳衰,日入阳尽,而阴受气矣。夜半而大会,万民皆卧,命曰合阴,平旦阴尽而阳受气,如是无已,与天地同纪。"这是强调一天之昼夜间,人体阴阳的盛衰变化情况,因此,中医在针药治疗或者药膳调理时,根据此特点,在特定的时间段,针对性地调理脏腑经络之不足或者有余之患,比如阳虚者,可在日中(正午)时,采取补阳的针药或者药膳调理,借天之阳气之力,达到更好地补人体阳气的作用,所以《伤寒杂病论》也记载:"日中得病,夜半愈者,以阳得阴则解也。夜半得病,明日日中愈者,以阴得阳则解也。"

1.4.4.2　应体药膳

由于人的性别、年龄、体质、生活习惯的不同,组方施膳时应有区别。

如：胖人多痰湿，宜清淡化痰，当忌肥甘滋腻；瘦人多阴亏津少，应滋阴生津，不宜辛温燥热之品；妇女在经期、妊娠、产后，常以八珍汤、四物汤等配膳；老年人气虚血衰，生理机能减退，多患虚证宜平补，多用十全大补汤、复元汤等组方配膳；小儿脏腑娇嫩，气血未充，脾常不足，但生机旺盛，应以调养后天为主，促进生长发育，常用药膳如八珍糕等。有学者把这类考虑人群类别和人的体质状况的药膳称之为应体药膳。

1.4.4.3　应地药膳

我国地域广阔，不同的地区，由于气候条件、地理条件及生活习惯的差异，人的生理活动和病理变化也不尽相同，所以施膳亦应有所差别。东南潮湿炎热，病多湿热，宜选清化之品；西北地高气寒，时多燥寒，宜用辛润之品。同样采用温里回阳类药膳，在西北严寒地区则药量宜重，而在东南温热地带其药量宜轻。有学者把这类充分考虑地域因素的药膳称之为应地药膳。

2 ▶ 应时药膳实例

2.1 立春:养肝防风、清热凉血之"天麻莲藕羹"

2.1.1 "立春"节气与应时药膳的关系

立者,始也。"立春"为春天的开始,意味着季节新的一个轮回,乃万物起始、一切更生之义也。立春既是春季的开始,也是岁首。肝在五脏中对应春季,因此春季首节的立春,养生的核心是养肝。立春养生的关键在于养肝防风,因为五脏之肝对应六淫之风,所以风邪入内,极易伤肝,而且养肝失当,也会造成肝病而风从内生,比如肝阴虚生风、肝血虚生风等。在这个万物复苏的季节里推荐一道养肝防风、清热凉血的天麻莲藕羹。

天麻味甘,性平,主入肝经,为兰科植物,其质润,药性平和,能息肝风,又可平肝阳,为治眩晕、头痛之要药,故可用治各种病因之肝风内动,惊痫抽搐,不论寒热虚实,皆可配伍应用。藕味甘,性凉,主补中焦,养神,益气力。具有清热生津,补益脾胃,清热凉血止血的作用,可以对因肝风内动生热耗阴耗血、血热阴虚起到较好滋阴凉血的作用。两者搭配,能清热平肝凉血,息风止痉,对因春之肝风内动引起的头痛、眩晕、失眠多梦等有较好的治疗、缓解和预防作用。

2.1.2 药膳配伍与选材

食材准备:天麻 15 g,藕粉 35 g,白糖适量。

2.1.3　药膳制作工艺

（1）如果使用炮制后的天麻质地过硬，有两种切碎方法。第一种是将天麻冷水提前泡发48 h以上，把能切的地方切成小片备用。第二种是将整个天麻先用蒸锅蒸约20 min，不烫手后再切片，这种方法切的片易成型，但药效有所减弱。

（2）将天麻放入锅中，加入500 mL清水煎煮，等待煎煮的时候，用凉开水将藕粉浸湿备用。20 min过后捞出天麻渣，用热汤冲熟藕粉搅拌均匀。

（3）在冲熟的藕粉中调入适量白糖即可。

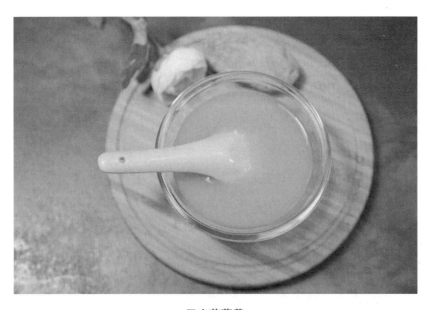

天麻莲藕羹

小贴士

莲藕粉可在家自制:先将莲藕去黑皮洗净,切成小块。再放入清水盆里,泡出淀粉。然后连水一起放进料理机打成浆。再把打好的粉浆放在纱布上,用清水不断地冲洗,直到洗出藕渣下面的水变清为止。洗出的藕粉水经过数小时的沉淀,倒去清水,剩下白色的就是藕粉,晾干即可。

2.2　雨水:补气益气健脾之"君子献玫"

2.2.1　"雨水"节气与应时药膳的关系

雨水节气是春季的第二个节气。我国古代历书中记载:"斗知壬为雨水时,东风解冻,冰雪皆散而为水,化而为雨,故名雨水。"表示冬天最寒冷的时节已经过去,不会再有降雪,取而代之的会是雨水。雨水前后,万物开始萌动,春天的气息更加鲜明。

雨水节气的养生原则主要是保肝养肝,健补脾胃,除了通过在作息与心理调节来达到养肝保肝的目的外,在饮食上也适当选用一些中药或者药食两用的食材进行养肝保肝健脾胃。推荐一款加入了五种材料的面食——"君子献玫"。

"君子献玫"是一种称为馒头的面食,加入川党参、白术、茯苓、甘草、生麦芽五种原料,其中前四味为中医的传统经典名方"四君子汤"的原料,具有补气、益气健脾的功效,临床常用于治疗慢性胃炎、消化性溃疡等属脾胃气虚者。同时,雨水节气属春季为肝所主,应当疏肝养肝。生麦芽为大麦之芽,不但能够健补脾胃帮助消化,又兼疏肝理气的作用。加入生麦芽,不但对治疗慢性胃炎、消化性溃疡等疾病有功效,在雨水这个特定节气下,对无患病者,还具有较好的预防和保健功效,可以通过其健补脾胃、保肝养肝而达到预防肝胆脾胃疾病的目的。

2.2.2　药膳配伍与选材

食材准备:面粉230 g,川党参5 g,白术5 g,茯苓5 g,甘草5 g,生麦芽3 g,白糖20 g,植物油5 g,水120 g,酵母5 g,盐2 g。

2.2.3　药膳制作工艺

(1)川党参、白术、茯苓、甘草、生麦芽打成粉加入面粉中混合均匀,将酵母加入温水中搅拌均匀(水温不能超过40 ℃),将酵母水加入面粉中,再依次加入糖、盐、植物油,先用筷子搅拌成絮状,然后再用手揉成光滑面团,面团放入容器内,盖上保鲜膜,等待发酵。

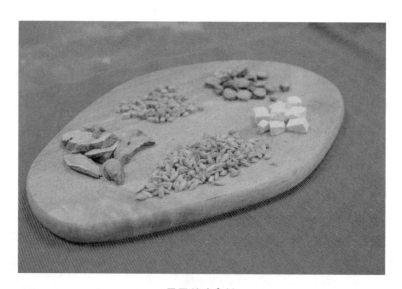

君子献玖食材

(2)发酵主要看状态,一般就是面团体积涨到原来的两倍大时,用手指蘸一些干面粉,往中间戳一个洞,面团不回缩就说明发酵好了。发酵好后,取出面团,用手揉或者擀面杖进行排气。

（3）将面团均匀分成6个小面团，取1个小面团搓揉成长条，均匀的分割成7个小剂子，擀成圆形，跟饺子皮形状差不多。

（4）把7个擀好的圆形面片依次半叠在一起，用筷子在中间压出凹痕，再把压好的面皮翻过来，从上往下卷起来，用刀切凹痕处一分为二，整形成花朵形状。

（5）放入蒸笼进行二次发酵，大约20 min，面团体积有所增大，放入蒸锅，开火蒸，水开后蒸15 min，关闭燃气，不要立即开盖，静置2 min后方可开盖，馒头完成。

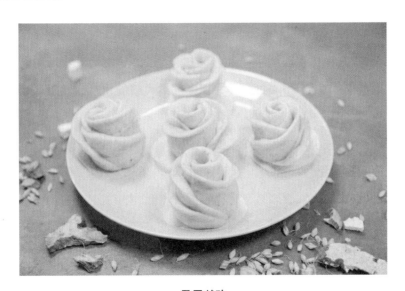

君子献玫

小贴士

发酵适宜的温度大概在30 ℃左右，温度的高低和发酵的快慢息息相关。如遇天气冷，发酵难，可以将面团放入烤箱或者微波炉等密闭环境中，并在旁边放一碗开水，营造温润湿热的发酵环境。

2.3 惊蛰：辅助平肝凉血之"抱春汤"

2.3.1 "惊蛰"节气与应时药膳的关系

惊蛰是二十四节气中的第三个节气。斗柄指向法,斗指丁为惊蛰;"惊蛰"标志着仲春卯月的开始。惊蛰是指天气回暖,春雷始鸣,惊醒蛰伏于地下冬眠的昆虫。同时,惊蛰时节,雨水增多,气温回升,大地生机盎然,也是万物生长的好时光。

惊蛰时节,人体皮肤的毛孔和血管逐渐舒张,需要的血液供应增多,由于人体内血液的总量是相对稳定的,相应供给大脑的血液就相对减少,就易出现"春困"。此时应适当调整作息,养成早睡早起的习惯,可使每日精气勃发,防范"春困"。虽气候日趋暖和,但阴寒未尽,气候变化较大,突如其来的冷空气亦较强,且早晚与正午的温差很大,乍暖还寒,故应注重"春捂",不宜过早脱去御寒的衣物,否则易患感冒。

从中医理论讲,惊蛰时节天地之阳气升发,对应人体的肝阳之气也随之渐升,如果其人冬天藏精不足,则阴血阴精比较虚弱,到了春之惊蛰节气就会导致肝阳不藏而过于升发,在这种情况下高血压患者就易血压发作,正如《黄帝内经·素问·金匮真言论》所云"故春气者,病在头。"同时,肝阳过盛又能动血,其气升发即可带动血液从口鼻而出,"故春善病鼽衄",就易导致各种出血症。

惊蛰节气养生的关键在于平肝疏肝、清热凉血、补血止血,在饮食保健上当选用适合的中药或者药食两用的食材进行平肝疏肝、清热凉血。将以白茅根、石斛、莲藕、瘦猪肉配伍而成的药膳方,取名为"抱春汤",推荐给在春天里易出血、需疏泄肝火的人群,希望在惊蛰节气更好地拥抱春天,享受美好的生活。

白茅根其味甘,性凉,中空有节,最善于透发肝之郁热,肝郁热被散,肝阳就不至于过亢过散,就能防治"病在头"导致的心脑血管病,白茅根性凉能入血分,能凉血止血,可防治因肝阳过盛而动血导致的各种出血症。

鲜藕片不仅是常用餐菜之一,其药用价值也相当高,性凉味甘,具有清热生津、凉血止血、能化瘀血生新血的功效,与鲜白茅根同用,为传统名方"二鲜饮",主治虚劳证、痰中带血、吐血衄血等各种出血病。

铁皮石斛为九大仙草之首,其味甘性平,不但能填肾补精,防治因冬不藏精导致的肝阳不藏而上亢证,同时还能健补脾胃,可以防止肝火过盛而克制脾胃导致的肝胃不和。

以上三味药食两用之品加入瘦肉熬汤,不但富有营养,滋补气血,还可达到平肝疏肝、凉血止血补血的目的。

2.3.2 药膳配伍与选材

食材准备:白茅根30 g,藕片70 g,石斛20 g,瘦猪肉150 g,生姜2片,芡粉、盐少许,小葱一段。

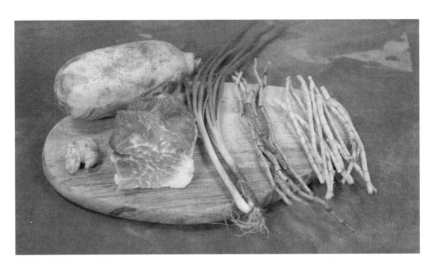

抱春汤食材

2.3.3　药膳制作工艺

（1）白茅根洗净，剪成小段，备用。石斛洗净，剪成小段。

（2）将石斛、白茅根段一同放入榨汁机中，加入1 000 mL清水，榨成汁，倒出汁过滤残渣，静放沉淀备用。

（3）藕洗净，切成薄片，备用。瘦猪肉洗净，切片，拌上少许盐、荧粉，和匀，备用。将汤汁倒入锅中，再添加约500 mL清水，同时放入2片生姜和藕。等待汤汁烧开后再煮5 min，在此期间捞干净浮沫，放入适量盐，再煮约6 min，起锅撒上葱花即可。

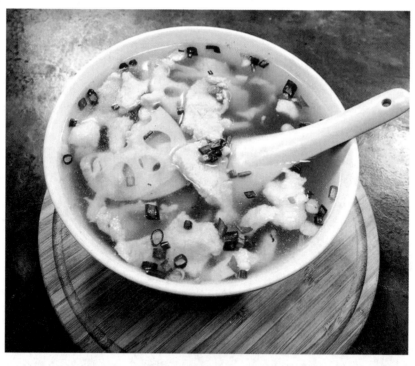

抱春汤

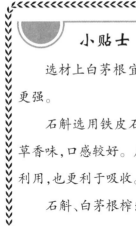

小贴士

选材上白茅根宜使用鲜品,取其富含的津液,清热滋阴凉血效果更强。

石斛选用铁皮石斛鲜品,富含津液更浓,味道稍甜,并散发清新的草香味,口感较好。应用榨出的汤汁熬汤,石斛、白茅根既得到了充分利用,也更利于吸收。

石斛、白茅根榨出的汁也可以烧开后直接做饮品。

2.4 春分:缓肝平肝健脾之"芍药甘草茯神小米粥"

2.4.1 "春分"节气与应时药膳的关系

春分是二十四节气中的第四个节气。"春分者,阴阳相半也。故昼夜均而寒暑平"。一个"分"字道出了昼夜、寒暑的界限。这时太阳黄经达0°,太阳的位置在赤道上方。农历书中记载"斗指壬为春分,约行周天,南北两半球昼夜均分,又当春之半,故名为春分"。

"南园春半踏青时,风和闻马嘶,青梅如豆柳如眉,日长蝴蝶飞。"春分节气是春意融融的大好时节。由于春分节气平分了昼夜、寒暑,说明天地之阴阳逐渐进入了平衡的状态,相应的,人体的阴阳也当趋于平衡,但是春分也为春气渐盛之时。春气者,在人体为肝,春气渐盛,相应人体的肝气肝阳也较之前更为强盛。中医讲"肝行肾气,肾为肝之母",此时肾精如果不充足(冬不藏精所致),则易导致"肝过行肾气",即肝阳不受肾闭藏之约束而偏旺于上,肝气肝阳旺盛则易上冲,引起头痛、头胀、头晕、上重下轻等症状,春分时节高血压患者就更易发作。同时,肝藏魂,心藏神,肝阳肝气上亢,则魂不得藏,扰动心神,就会导致失眠、多梦、易醒、浅睡眠等心神肝魂不安的睡眠相关问题。肝在五行为木,脾胃在五行为土,木能克制脾土,所以肝气肝阳过盛,能够克制脾胃,导致相应的脾胃病症状出现,如口苦、恶心、打嗝、不思饮食、腹胀、腹痛、腹泻等,此时就应该补脾胃以防止肝来克制脾胃之土。《黄帝内经》曰"肝苦急,急食甘以缓之",所谓"肝苦急",即在春分节气前后,肝气肝阳过于旺盛而导致肝急之意,甘味为脾胃之味,能入脾胃而补之,所以用具有甘味之健脾胃药来健补脾胃,以防肝盛来克制。

在春分节气养生的关键在于缓肝急、平肝阳、健补脾胃。推荐一种适宜于春分时节食用的"芍药甘草茯神小米粥"。

芍药现代称白芍,味苦微酸,性凉多液,能入肝以生肝血,又能入胆而益胆汁,芍药又善泻肝胆之热,疗目疾肿疼(肝开窍于目),有养血敛阴、柔肝止痛的作用。清朝名医徐灵胎说"芍药能收拾肝气,使归根反本,不至以有余肆暴,犯肺伤脾,乃养肝之圣药也",所以芍药为滋肝血、平肝、缓肝之要药。

甘草,味甘性平,味甘能入脾胃,可以健脾益气,也是健脾胃要药,甘草之味甘又能缓肝之急。

芍药、甘草同用,为传统经典名方"芍药甘草汤",二药相伍,酸甘化阴,调和肝脾,有柔筋止痛之效,能有效防治春分节气前后的"肝急"问题。

茯神为多孔菌科植物茯苓的菌核中夹有松根的部分,其味甘淡、性平,有渗湿、健脾、宁心安神等功效,不但能健脾胃缓肝急,又能安神定志有益睡眠,可防止因肝气肝阳过剩导致心神不安而引起的失眠病。

小米,味甘色黄,甘味能入脾胃,黄也为入脾胃之色,所以小米有健补脾胃、和胃安神、健胃除湿、补益虚损的功效。

以上三味加入小米共熬为粥,可以起到缓肝、平肝、补肝血、健补脾胃、安神安魂的作用。

2.4.2 药膳配伍与选材

食材准备:小米 80 g,白芍 20 g,甘草 10 g,茯神 24 g,水 2 000 mL。

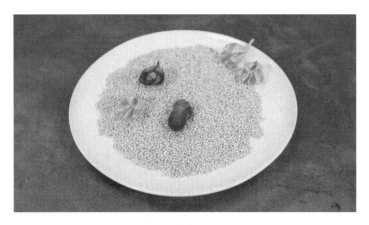

小米

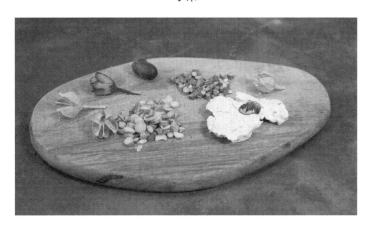

芍药甘草茯神小米粥其他食材

2.4.3 药膳制作工艺

（1）小米淘洗干净备用（喜欢粥黏稠的，可以先用清水浸泡30 min）。将白芍、甘草、茯神用清水洗去浮尘，放入少量冷水浸泡15 min，然后一起连水倒进砂锅，加入2 000 mL 水，大火煮开后转小火慢熬至水剩800 mL，关火，滤掉药渣，汤汁备用。

（2）汤汁加入砂锅中，水开后加入小米，大火烧开，撇清表面浮沫，加入几滴食用油，转小火慢慢熬制，期间用勺子搅拌一下，大约30 min 后，待小米开花，粥变黏稠即可。

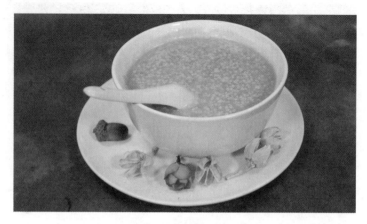

芍药甘草茯神小米粥

小贴士

小米要水开后再下锅,这样粥比较浓稠,小米和水的比例大概为1∶15,中间尽量不要加水,加几滴食用油,防溢的同时可以增香。

2.5　清明:健脾益胃之"红豆沙青团"

2.5.1　"清明"节气与应时药膳的关系

清明是二十四节气中的第五个节气。《岁时百问》说:"万物生长此时,皆清洁而明净,故谓之清明。"春天阳气升发,清明为甚,人体内肝阳之气在清明之际也达到最旺,养生应顺其自然,所以清明时节除注意户外锻炼外,要注意不湿、不冻,还要不杀生,夜卧早起,省酸增甘。省酸增甘是指饮食,目的是不逆春气,但也不能生发太过,饮食宜温,应多吃些如荠菜、菠菜、山药等护肝养肺的食物。推荐一道以糯米粉和红豆、清明菜为主要原料的应季药膳。

　　青团是江南一带的应时特色小吃。虽用料各异,但主料糯米水粉区别不大,只是辅料有用艾叶的,有用青菜的,还有用青麦汁的。推荐的这道红豆沙青团的药膳选用的是清明时节采摘的一种叫清明草的野菜与糯米水粉、红豆搭配而成的。

　　清明菜学名叫鼠曲草,性甘味平,具有镇咳祛痰、降压、逐风寒的功效。口感清香软柔,色泽淡绿。

　　糯米粉,南方人的最爱,是用糯米浸泡后,水磨打成浆,沥水、晾干后所得,当然在市面上也能买到现成的。糯米粉可以制作汤团等众多特色食品,其味甘,性温,入脾、胃、肺经,具有补中益气、健脾养胃之功效。

　　红豆沙主要由红豆和糖熬制而成,有清热解毒、健脾益胃、利尿消肿的功效。

　　一绿一红,浓郁的春天气息兼具营养功效,食之令人心情舒畅!

2.5.2　药膳配伍与选材

　　红豆馅:红豆 100 g,水 500 g,猪油 30 g,白砂糖 40 g。

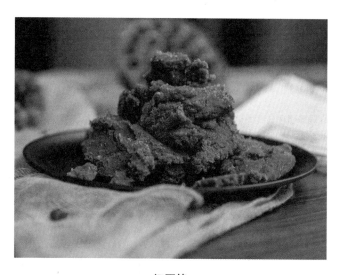

红豆馅

　　青团皮(此配方量可以制作青团 10 个):糯米粉 120 g,澄粉(小麦淀粉) 30 g,猪油 10 g,白砂糖 20 g,开水 50 g,清明菜汁 70 g(清明菜 50 g、水 80 g)。

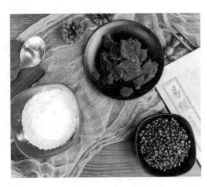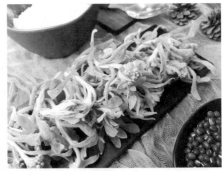

红豆沙　　　　　　　　　　　清明菜

2.5.3　药膳制作工艺

★红豆馅做法

（1）红豆清洗干净,加入适量清水浸泡10 h(天气热就放冰箱浸泡),浸泡后的红豆加水放入锅中用中大火煮至软烂,倒去浮沫和水,留下能刚好淹没红豆的水分即可。

（2）倒入料理机,将红豆打碎。打碎后的红豆,倒入平底锅开火熬煮,用中大火边熬边搅拌,熬制水分减少、黏稠的状态。转小火,分两次加入猪油,持续搅拌,使猪油被红豆完全吸收,分两次加入白砂糖,继续保持小火炒,一直炒到豆沙抱团,不粘刮刀即可。分成20 g一个,搓成馅心备份。

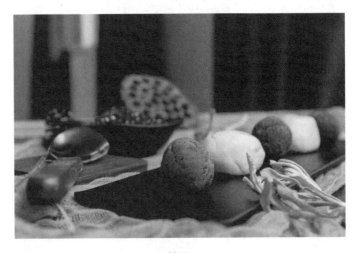

馅心

★青团皮做法

（1）将清明菜洗净沥干后放入榨汁机加清水打碎后，用细筛滤掉渣留汁备用。准备 50 g 开水（注意一定是开水）加入澄粉中，同时不停搅拌，搅拌成糊状。

（2）依次倒入糯米粉、猪油、糖，搅拌均匀，加入清明菜汁，揉成柔软不粘手的光滑面团（粉类的吸水性不同，如果面团干就加点水，过湿就加点糯米粉），揉好后，搓成长条，分成 35 g 一个的小剂子，取一个剂子用手压扁，包入豆沙馅，收紧，揉圆。

（3）全部包完后放入蒸格，待水烧开后放入蒸锅，中大火蒸 10 min 即可。出锅后，趁热在表面刷一层无味的食用油防粘。

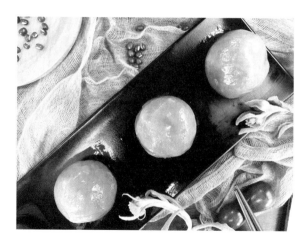

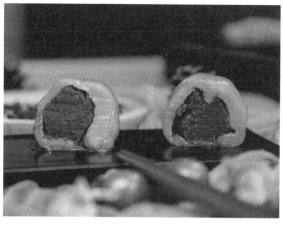

红豆沙青团

小贴士

　　蒸好的青团如不及时食用可裹上保鲜膜防止变干变硬,可保存2～3天,为保证口感尽早食用。需要注意的是水烧开后再上锅蒸,切不可冷水上锅。若没有清明菜,可用前面提到的艾叶代替。

2.6　谷雨:疏肝理气、清热除湿之"椿芽炒鹅蛋"

2.6.1　"谷雨"节气与应时药膳的关系

　　谷雨是"雨生百谷"之意,谷雨节气的到来意味着寒潮天气基本结束,雨量就开始增多,气温回升也加快,随着气温升高,身体内热和湿气结合在一起,易形成湿邪。加之谷雨节气在春季,如肝气不通达,又受湿邪侵袭,就易造成人体胃口不佳、身体困重不爽、关节肌肉酸痛、郁郁不乐、烦躁多虑等。春季主肝木,春天的养生重点是养肝护肝,在饮食方面就应增加一些益气、健脾运湿、疏肝解郁的中药或药食两用之品,如淫羊藿、茵陈、茯苓、薏米、佛手、蕨菜、菊花、玫瑰花等进行调理。万物之芽,始发于春天,芽就有了疏肝解郁的作用,谷雨是春季的最后一个节气,在谷雨前后生长的香椿芽也同样具有养肝护肝疏肝的作用。

　　在此节气,就为大家推荐一道具有疏肝理气、清热除湿的应季食疗方——椿芽炒鹅蛋。

　　香椿被称为"树上蔬菜",是香椿树的嫩芽,每年谷雨前后,香椿发的嫩芽可做各种菜肴。在此期间的香椿芽外形、口感、营养都是较佳的,不仅营养丰富,还具有较高的药用价值。香椿芽性凉,味苦,归肺、胃、大肠经,具有清热除湿、利尿解毒、健胃理气、润肤明目的功效,是辅助治疗感冒、风湿、胃痛、肠炎、痢疾、泌尿系统感染的良药。

鹅蛋性温,味甘,归胃、胆经;具有补五脏、补中气的功效,常应用于头晕、高血压、体虚倦怠、痈疽无头等。现代药理研究表明鹅蛋中含较多卵磷脂,有助于脑及神经组织的发育。

2.6.2 药膳配伍与选材

食材准备:香椿芽 100 g,鹅蛋 2 个,盐、食用油适量。

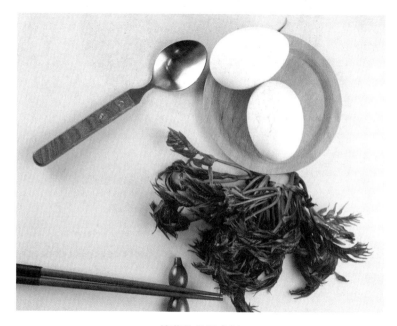

椿芽炒鹅蛋食材

2.6.3 药膳制作工艺

(1)椿芽洗净,放入沸水中,做焯烫处理。焯烫时间 1 ~ 2 min,芽梗变绿后就可捞出。不烫手后,拧干水分,切碎。

(2)鹅蛋打散,倒入切好的椿芽,加入适量食盐,搅匀。锅中倒入适量食用油,烧至八成熟,倒入拌好的原料。快速翻炒片刻,即可起锅。

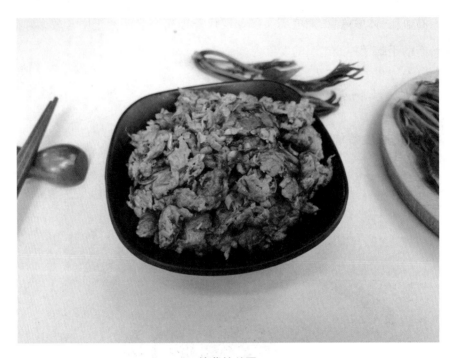

椿芽炒鹅蛋

小贴士

鹅蛋因市面上流通较少，不易购买，也可用鸭蛋、鸡蛋代替炒椿芽。

香椿芽一般人群都可食用，特别适合阳虚的人群，有助于提升阳气。阴虚、燥热的人群如糖尿病患者要慎食。另香椿属升发之物，多食易引起痼疾复发，慢性疾病患者应少食、不食或在医师、营养师指导下食用。

香椿中含有的亚硝酸盐是随着香椿不断的生长其含量不断增高，所以选择越嫩的香椿芽食用越安全，比较老一点的香椿芽就不建议食用了。

2.7　立夏:补气生津、健脾止泻之"益气养心粥"

2.7.1　"立夏"节气与应时药膳的关系

立夏是二十四节气中的第七个节气。立夏表示即将告别春天,是夏天的开始。立夏节气后,温度明显升高,炎暑将临,雷雨增多,是农作物进入旺季生长的一个重要节气,同时人的生理状态也随之发生一定的改变。中医认为"心者,君主之官,神明出焉",即心主神明,心为五脏六腑之君主,各脏腑百骸皆听令于心,立夏开始养心就极为重要。在五行中心又主火,火为阳,中医即把"心"比喻为天之太阳,因此养心即是养阳。立夏之后天气开始炎热,"火"开始旺盛,《黄帝内经》曰"壮火食气"。立夏开始,人们多因火盛而伤气,立夏当益气;同时,心主血,在七情中心又主"喜",立夏不但要保养阳气,养心安神,还需保持愉快的心情。

为大家推荐由太子参、酸枣仁、莲子、粳米组方而成的"益气养心粥"。

太子参能益气健脾,生津润肺,能益气而不燥,且能生津,对立夏时节因"壮火食气"导致的气虚病,有良好的补益作用。

植物之种仁,对应人之心。因此,酸枣仁、莲子皆有养心之功效。酸枣仁又为养心要药,能养心安神,对于立夏之失眠患者有良好的助眠作用。莲子可补脾止泻,止带,益肾涩精,亦可养心安神。

粳米即大米的一种,不但为餐桌主食,同时也是传统常用中药,具补气生津、健脾止泻之功效。

2.7.2　药膳配伍与选材

食材准备:太子参15 g,酸枣仁10 g,莲子15 g,粳米100 g。

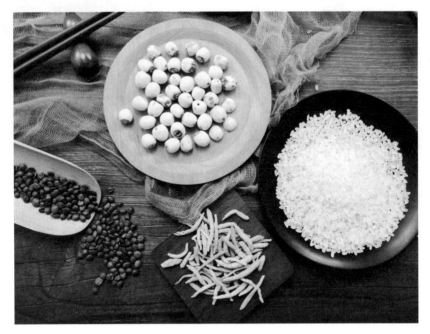

益气养心粥食材

2.7.3 药膳制作工艺

（1）酸枣仁洗净，晾干或用纸巾擦干。置锅内，用文火炒至外皮鼓起有爆裂声并呈微黄色后倒出，放凉。

（2）太子参、莲子、粳米洗净。锅中放适量水，煮沸后，倒入洗净的太子参、莲子、粳米，大火煮沸后转文火进行熬煮。接着把放凉的酸枣仁置于石磨内磨成细粉，这个过程看似复杂，可是尊古自有其道理。

（3）在关火前 10 min，将磨好的酸枣仁细粉放入锅中，继续熬煮至浓稠熟软即可。

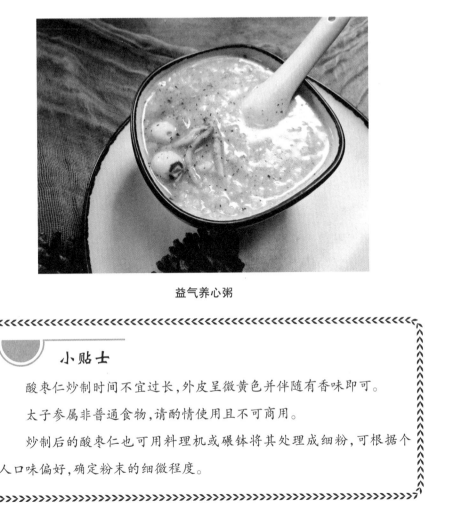

益气养心粥

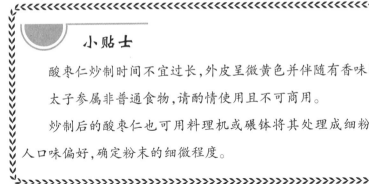

小贴士

酸枣仁炒制时间不宜过长,外皮呈微黄色并伴随有香味即可。

太子参属非普通食物,请酌情使用且不可商用。

炒制后的酸枣仁也可用料理机或碾钵将其处理成细粉,可根据个人口味偏好,确定粉末的细微程度。

2.8 小满:祛湿养心、清热健脾之"荷叶凤脯"

2.8.1 "小满"节气与应时药膳的关系

小满是二十四节气中的第八个节气,也是夏季的第二个节气。小满的含义是,从此节气开始,大麦、冬小麦等夏收作物已结果,籽粒渐见饱满,但尚未成熟,故称小满。

小满节气正值夏季五月下旬,高温多雨,在这种高温高湿、湿热交加的环境中,人体感觉湿热难耐,却又无法通过水分蒸发来保持热量的平衡。中医理论将这种高温高湿,称为"热邪"和"湿邪",会导致身体出现胸闷、心悸、精神不振、全身乏力等一系列的不适症状。小满节气养生的关键在于祛湿养心、清热健脾。

根据小满节气的特点,推荐的是"荷叶凤脯"这道药膳,主要由荷叶、鸡肉、香菇、竹笋、玉米粉、大米粉、生姜、胡椒等组成。

荷叶,性平,具清暑化湿、升发清阳、凉血止血之功效。同时,荷叶还具有较好的减肥功效。

鸡肉也有药用功效,鸡肉不但能补阳气,顺应"春夏养阳"的需求,还能补心养心补心血。

玉米、大米,具健脾益胃之功效。

生姜、胡椒等皆属温阳药,亦可健补脾胃。

由以上几种食材共同加工而成的"荷叶凤脯",具清热养心、健补脾胃、温阳除湿之功效。可作为常用补虚之品,尤为适宜小满食补。

2.8.2　药膳配伍与选材

蒸肉粉食材准备:黄豆、玉米糙、大米各适量。

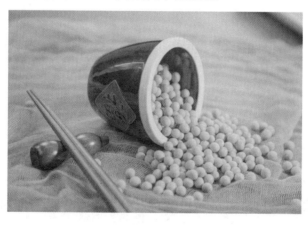

黄豆

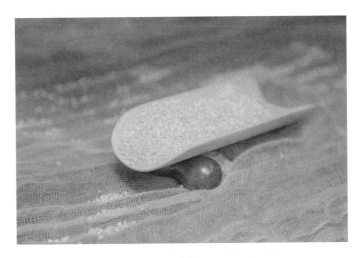

玉米糙

荷叶凤脯食材准备:主料为荷叶 1 张,去骨鸡脯肉 250 g,腊瘦肉 50 g,竹笋 150 g,干香菇 20 g。

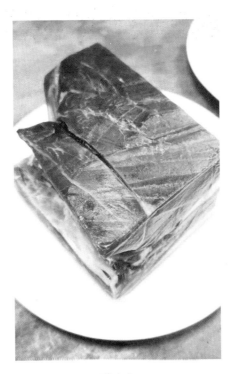

腊瘦肉

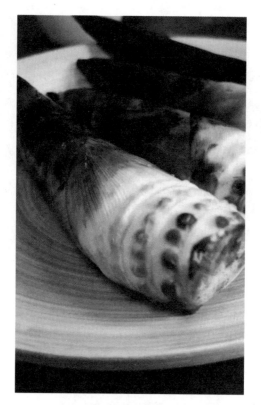

竹笋

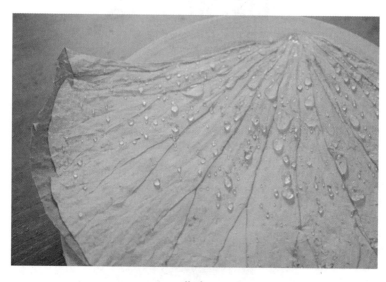

荷叶

辅料为鸡油、老抽、蚝油、盐、味精、白糖、胡椒粉、生姜、料酒、水淀粉、小葱各适量。

2.8.3 药膳制作工艺

★蒸肉粉制作

(1)黄豆、玉米糙、大米分别用小火炒制,炒到锅里有"啪啪"声,颜色渐变微黄,有焦香味后,就可起锅放凉回焦。

(2)然后将炒制好的黄豆、玉米糙、大米分类,黄豆一类,玉米糙和大米混合成一类,分别用石磨碾成粉,备用。

以上是较为传统的制粉方法,也可以用家用粉碎机打粉。如果不想自己制作,也可以到超市购买现成的。

★荷叶凤脯制作

(1)先洗净、打理好各种食材。将香菇提前1 h泡发。竹笋剥壳,切片,焯水,再用凉水浸泡,备用。

(2)取下鸡脯肉去骨,切成块;腊瘦肉切成小丁;香菇切片;鸡油剁碎;生姜剁成碎末;小葱切末。

(3)荷叶用开水稍烫软化一下,最好用鲜荷叶。

(4)将鸡块放入盆里,依次适量加入鸡油、老抽、蚝油、味精、白糖、胡椒粉、姜末、料酒、盐。盐、老抽一定要少放,一会儿加入的腊瘦肉就自带咸味,以免整道药膳太咸。

(5)加入之前碾好的蒸肉粉,以4小撮混合粉、1小撮黄豆粉的比例加入,抓匀。

(6)处理荷叶,剪掉荷叶的根蒂,洞不要剪太大,摊在盘子里,补好洞,就开始层层依次码上鸡肉块、香菇片、腊瘦肉丁、竹笋片。码完后,荷叶对折,把多出的荷叶压折到里面,固定。

(7)上锅蒸约1 h。出锅后拆包,将其翻于另一干净盘内,去掉荷叶。

(8)用水淀粉勾芡汁,依次加入少许油、姜末、水、老抽、蚝油、味精、白糖、胡椒粉、水淀粉、芡汁勾好上浇，撒上葱花。

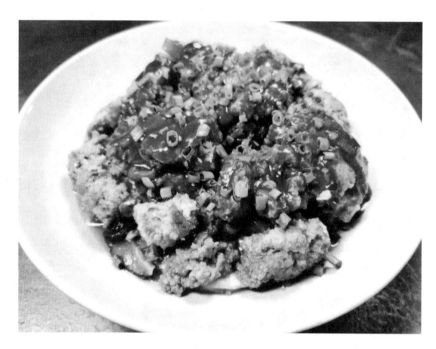

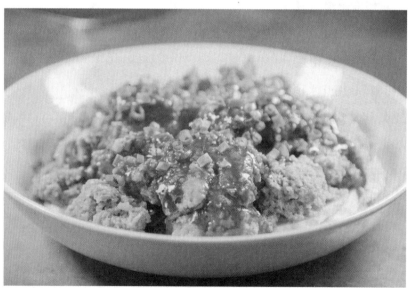

荷叶凤脯

2.9 芒种:开胃进食、生津止渴之"得道酸梅汤"

2.9.1 "芒种"节气与应时药膳的关系

关于"芒种"之意,据《月令·七十二候集解》记载:"五月节,谓有芒之种谷可稼种矣。"意指有芒的麦子快收,有芒的稻子可种,是最忙的时节,故又称"忙种"。进入芒种时节,就进入典型的夏季,这个时节,云量多,日照少,气压低,连续下雨,因是江南梅子成熟的季节,也称为"梅雨"期。

中医认为,脾主湿,脾虚能生湿,而湿盛亦能伤脾。进入芒种时节,到处是湿漉漉的,加上气温高热,湿能伤脾,热则能伤胃中津液,在湿与热的共同作用下,脾胃功能容易出现紊乱,如出现胃口不佳、口干口渴、腹胀腹泻、烦躁失眠、发热汗出、神倦乏力等症状,让人很不舒服。在饮食方面,应少食辛温燥热之品以防伤津耗液,而应多食酸甘之品,以生津止渴、健脾祛湿。芒种时节结出的梅子称青梅、酸梅,将采摘后的梅子炕焙 2～3 天,当果肉呈黄褐色并且表面有皱皮时,再焖上 3 天,等待表面完全变成黑色,即为乌梅。

乌梅能生津止渴、健脾消食、消炎止泻,正好对应此时人体所需,但如果直接吃,乌梅的酸是很多人无法接受的,于是古人就发明了煮梅的方法。将其与山楂、桂花、甘草、紫苏、冰糖等材料一起煮,制成消煮饮品——酸梅汤。

山楂亦具酸味,且不但能配合乌梅生津止渴,同时兼具开胃消食的作用,二者之酸味还能敛汗、止泻、祛湿,具有祛暑益气的作用,能预防因流汗过多而耗气伤阴。

桂花、紫苏之味清香,香为脾之味,香味具醒脾之功效,且香味走窜性强,亦能除湿。

甘草与冰糖皆味甘。

甘在天干中为己,酸在天干中为甲,酸梅汤中乌梅、山楂之酸与甘草、冰糖之甘搭配,具有"甲己化土"之妙,土即为脾胃。酸梅汤能开胃进食,生津止渴,尤其适合芒种节气食用。

2.9.2 药膳配伍与选材

食材准备:乌梅 40 g,山楂 40 g,桂花 10 g,甘草 6 g,紫苏 5 g,冰糖 100 g。

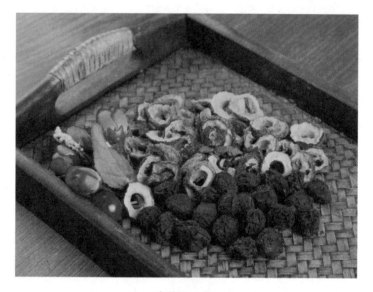

乌梅和山楂

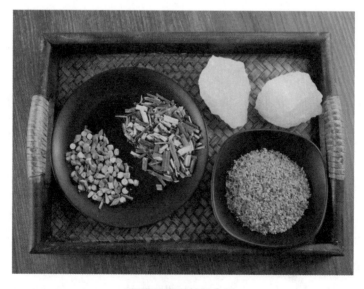

得道酸梅汤其他食材

2.9.3 药膳制作工艺

将乌梅、山楂、桂花、甘草、紫苏洗去浮尘,加水,浸泡半个小时。将泡好的材料和水一起倒入锅中,再加入足量的水,大火煮开。转至小火熬煮50 min后,再加入冰糖继续熬煮10 min,关火。滤掉残渣,即可。

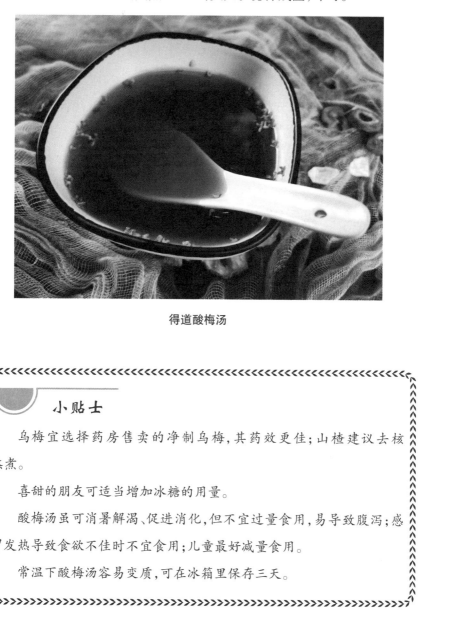

得道酸梅汤

小贴士

乌梅宜选择药房售卖的净制乌梅,其药效更佳;山楂建议去核熬煮。

喜甜的朋友可适当增加冰糖的用量。

酸梅汤虽可消暑解渴、促进消化,但不宜过量食用,易导致腹泻;感冒发热导致食欲不佳时不宜食用;儿童最好减量食用。

常温下酸梅汤容易变质,可在冰箱里保存三天。

2.10　夏至：补心气之"番茄鱼"

2.10.1　"夏至"节气与应时药膳的关系

夏至是二十四节气中的第十个节气，是夏季的第四个节气，夏至是一年里北半球日照时间最长的一天，也是白昼时间超过黑夜时间最多的一天。

从中医理论讲，夏至是阳气最旺的时节，养生要顺应夏季阳盛于外的特点，注意保护阳气。夏至之后，高温酷暑天气时常出现。中医认为"夏至一阴生"，就是说在夏至，尽管阳气已经达到最盛，可阴气也已开始生长，正所谓"物极必反"，这一时节，合理的养生保健非常重要。中医有"汗为心之液"之说，据《黄帝内经·素问·六节脏象论》记载："心者，生之本……为阳中之太阳，通于夏气。"夏季多汗则易使心气涣散。因此，为了更好地度夏，必须把握时令与脏腑的关系，有目的地补充心脏所消耗的能量，以保护心气，此时宜多食酸味以固表敛汗生津，同时也应兼顾健补脾胃。

番茄长于夏季，为常用食材，色红入心，味酸又可固表敛汗、生津止渴。草鱼味甘、性温，入胃经，具有暖胃和中、健脾祛湿之功效。二者结合不仅味美，还是一道绿色、健康的家常菜，并且兼具固表敛汗、生津止渴、健脾和胃的保健功效。番茄鱼是一道适合夏至节气食用的食疗方。

2.10.2　药膳配伍与选材

食材准备：主料为番茄 250 g，草鱼 750 g，干黑木耳 10 g。辅料为盐、料酒、姜片、蛋清、淀粉。

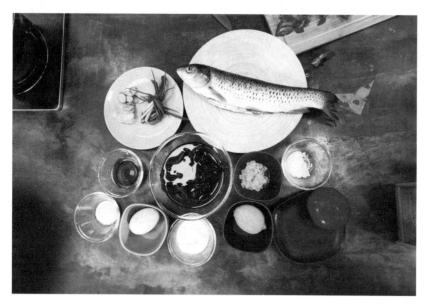

番茄鱼食材

2.10.3　药膳制作工艺

★自制番茄酱

（1）准备 2 个大番茄,表面划上十字形花刀,放入即将烧开的水中烫煮 1 min,皮能撕开就可。

（2）烫好的番茄把皮撕掉,去蒂,改刀切成小块,放入榨汁机里打碎。

（3）将打好的番茄汁全部倒在锅里,大火一直煮,注意要不停地搅拌小心糊锅,期间加入冰糖、柠檬汁、少量盐,再继续搅拌熬煮直到颜色变深变浓稠即可。

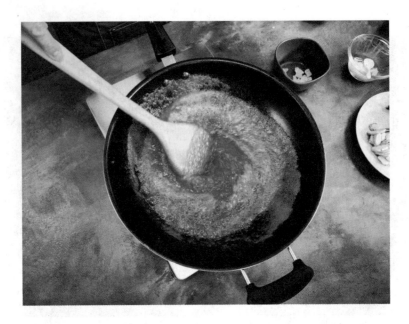

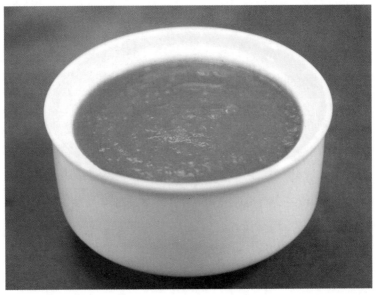

番茄酱

★番茄鱼制作

（1）将料酒、姜片、盐、小葱一同放入碗里使调料的味道充分渗透融合。接着将番茄、草鱼切片，备用。将鱼骨鱼头放一起，鱼肉片放一起。接下来腌制鱼肉片,浇上备好的调料汁,加入蛋清,散上一小撮淀粉,用手抓匀。

（2）在锅里放入适量的食用油,将腌制鱼肉片时剩下的姜片、小葱爆香,再加入鱼骨爆炒,放入自制的番茄酱,倒入约 1 000 mL 清水,大火熬煮到鱼骨熟透,先捞出鱼骨放入汤盆的底部。

（3）在原汤里放入番茄,加入适量的盐,待到汤烧开时,一片片地放入腌制的鱼肉片,煮 3～5 min 后放入泡发后的木耳,再煮几分钟,依次捞出木耳、鱼肉片,浇上汤汁。

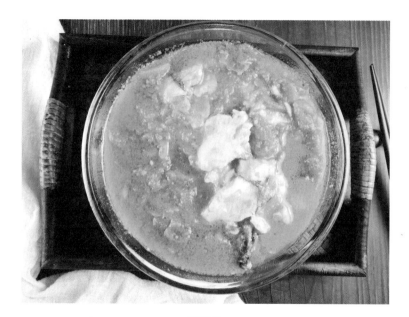

番茄鱼

小贴士

自制番茄酱时,因没有任何添加剂,保存时间有限,建议一次不宜制太多。

保存番茄酱的罐子要用沸水煮烫放凉后(不要沾上生水),再盛入番茄酱,这样能延长保存时间,不易发霉、变质。

2.11　小暑:清热祛湿之"茅根绿豆沙"

2.11.1　"小暑"节气与应时药膳的关系

　　小暑是二十四节气中的第十一个节气,据《月令七十二候集解》记载:"六月节……暑,热也,就热之中分为大小,月初为小,月中为大,今则热气犹小也。"自小暑开始,天气进入盛夏,此时节湿热较盛。湿热蕴结于人体,轻者会致神倦乏力、口渴、发热、烦躁、汗多等,重者会导致中暑、皮肤湿疹、红斑、水疱、皮肤瘙痒等,湿热交加容易导致大便溏稀黏稠、小便赤黄。因此,小暑养生当益气、生津、清热、祛湿,使得湿热去,则津液自生,气亦得养,诸证自除。

　　中医认为:"治湿不利小便,非其治也""热则清之"。据小暑节气致病特点,推荐"茅根绿豆沙"一道药膳,由绿豆、鲜白茅根、泽泻、冰糖等组成。

　　白茅根、泽泻皆为利小便之要药,可使湿邪从小便而去。

　　白茅根、绿豆又皆性凉,凉能清热。三药搭配,清热祛湿一举两得。据《黄帝内经·素问·阴阳应象大论》记载:"壮火食气,气食少火。壮火散气,少火生气",李东垣曰:"火与元气不两立也",可见此方去湿热,即是去壮火,火不盛则气自不耗,气不耗则气足,可达到益气的目的。配合冰糖,可使味道甜美,尤其适合小暑节气食用。

2.11.2　药膳配伍与选材

　　食材准备:鲜白茅根 100 g,绿豆 100 g,泽泻 8 g,冰糖适量。

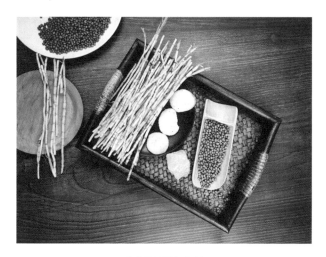

茅根绿豆沙食材

2.11.3　药膳制作工艺

（1）将白茅根、泽泻洗净，白茅根少量多次切成小段后，一并放入锅中，加入适量的水，煎煮 20 min，去掉残渣。

（2）将绿豆熬煮至浓稠熟软，加入适量冰糖。再根据个人口味，可加入适量冰块、果脯、坚果搭配，口感更佳。

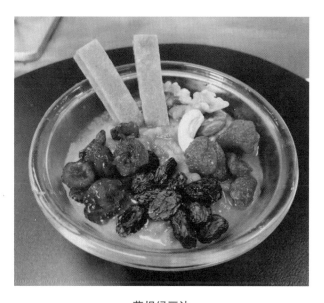

茅根绿豆沙

小贴士

鲜白茅根熬煮时间不宜过长,以免药效降低。

绿豆可提前放入冷藏室泡发 8～12 h,可缩短熬煮时间。

茅根绿豆沙表面可加入适量冰块、果脯、坚果或新鲜水果,制成夏日饮品。

泽泻不属于既是食品又是药品原料,个人使用时需注意控制用量。

2.12　大暑:滋阴生津、补气敛汗之"生脉饮"

2.12.1　"大暑"节气与应时药膳的关系

大暑是夏季的最后一个节气,是我国一年中日照最多、气温最高的时期。据《月令七十二候集解》记载:"大暑,六月中。暑,热也,就热之中分为大小,月初为小,月中为大,今则热气犹大也。"大暑节气正值"三伏",所谓"热在三伏",可见"大暑"的炎热程度。

"大暑"一般处于"三伏"的中伏阶段,是阳气最盛、湿气最盛时候,阳形成热,热与湿交杂,即成为暑。"三伏"的"伏"就是指"伏邪",即"六邪"中的暑邪。大暑节气,大多数人容易中暑。大暑之火热,易致过汗伤阴,正如《黄帝内经》记载的"壮火食气",大暑之壮火又最易伤气。大暑节气养生的关键在于预防中暑,应该注重滋阴生津、补气敛汗。

然中医又讲究"冬病夏治",是指某些好发于冬季或在冬季易加重的虚寒性、慢性疾病,如慢性咳嗽、哮喘、慢性泄泻、关节冷痛、怕风畏冷、体虚易感冒等,需要在夏季"三伏"时令,自然界和机体阳气最旺之时,通过内服外治法,温补阳气,散寒驱邪,从而达到治疗或预防上述冬季易发生或加重的疾病的目的。外治如"三伏灸"。内服就推荐袋泡药茶"生脉饮"。

　　"生脉饮"最早出自唐代药王孙思邈的《千金方》,由五味子、麦冬、人参(党参)组成,具有益气生津,敛阴止汗之功效。主治因温热、暑热、耗气伤阴证,而汗多神疲、体倦乏力、气短懒言、咽干口渴等。"生脉饮"中人参甘温,益元气,补肺气,生津液;麦冬甘寒养阴清热,润肺生津;五味子酸温,敛肺止汗,生津止渴。三药合用,一补一清一敛,不仅能益气养阴,生津止渴,敛阴止汗,使气复津生,汗止阴存,气充脉复,又能辅助"冬病夏治",最适合大暑节气食用。

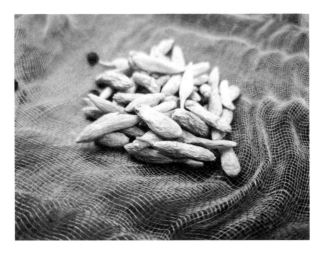

麦冬

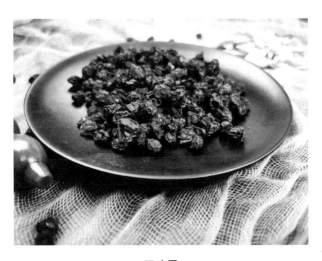

五味子

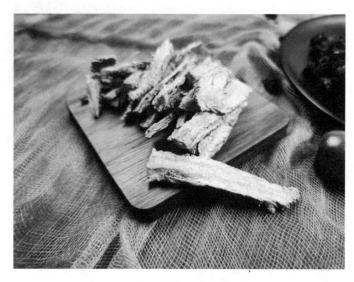

党参

2.12.2　药膳配伍与选材

食材准备:(人参)川党参9 g,麦冬9 g,北五味子5 g。

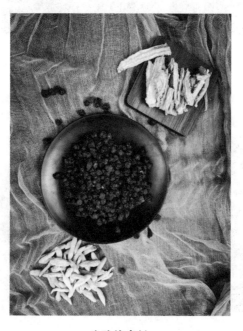

生脉饮食材

2.12.3　药膳制作工艺

(1)将川党参、麦冬、北五味子洗净,再加入适量清水浸泡15～20 min。

(2)将其倒入锅中,再加入适量清水,总水量大约1 000 mL。

(3)大火煮沸,转小火煮至30 min。可加冰糖调味或放凉后加蜂蜜调味。

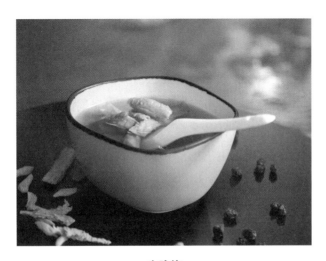

生脉饮

小贴士

由于人参偏热性容易上火,建议选择较为平和的党参代替。

生脉饮虽好,但不是人人都可食用,有感冒发热,感冒后怕冷,咳嗽痰多,以及中暑热盛的就不能饮用。

在饮用期间也不宜吃萝卜、喝茶,会影响药效。生脉饮也不适合长期饮用,以免产生耐药性,会对后期疾病的治疗产生不利的影响。当饮用生脉饮达到预期疗效后,应及时停止饮用。

饮用时建议将川党参嚼碎吞咽,效果会更好!

2.13　立秋:滋阴润燥、清热化痰之"川贝糯米梨"

2.13.1　"立秋"节气与应时药膳的关系

根据"春夏养阳,秋冬养阴"的原则,秋季进补、调养保健身体是十分必要的。"立秋"意味着秋天开始,但盛夏的余热未消,立秋后的热天称为"秋老虎"。"秋老虎"天气属于温燥,会损害人体的津液,使人出现皮肤干燥、眼干、咽干少津液、小便黄、大便秘结的症状,尤其是老年人在此时还易发生心脑血管意外。虽立秋后天气渐渐转为早晚凉爽,但气温仍然较高,进补宜清补。所谓"清补"主要是指补而不腻,具体而言,就是适当食用一些具有健脾、清热、利湿的食物或药物。"立秋"始,燥气始盛,五脏中肺对应于"燥","燥"最能伤肺,肺之变动在咳,肺伤则易导致咳嗽。"立秋"始,养生的关键应注意滋阴润燥、润肺止咳,使肺气得以舒展,对预防秋冬季节的呼吸道病变大有裨益。除了要在作息习惯上按养生法则以外,在饮食保健上也应当选择中药或者药食两用的食材。

推荐一款药膳"川贝糯米梨"。其中,川贝母是常用中药,味甘、淡,性微寒,清热润肺、化痰止咳、散结消肿,主治肺燥、久咳、虚劳咳嗽、燥热咳嗽等;鸭梨不仅味美汁多,甜中带酸,且营养丰富,可生食,富含多种维生素和纤维素,又富含津液,为润肺滋阴止咳的佳品;糯米为常用食品,《饮食辨录》记载:"糯米粥,功专补肺,治肺虚热咳,唯其补肺,故又能固表,肺主皮毛也。肺虚表热,漏汗不止,最宜",可见糯米亦是补肺止咳的良品。三者共用,不但富有营养,还可达到滋阴润燥、清肺化痰止咳之目的。

2.13.2　药膳配伍与选材

食材准备:鸭梨 1 个,川贝母 4 g,糯米 40 g,植物油 5 g,冰糖 10 g,干桂花适量。

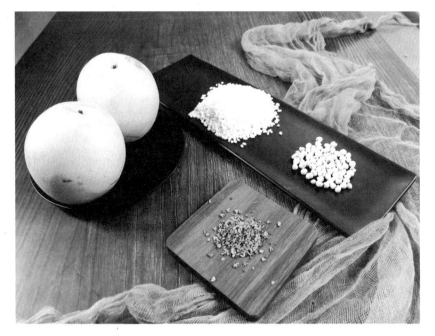

川贝糯米梨食材

2.13.3 药膳制作工艺

(1)将川贝母研成细米状(可在药房打粉)。糯米清水浸泡2~3 h,备用。蒸锅中加入清水,将浸泡过的糯米铺在纱布上,放入蒸格中,蒸至糯米变软(大约20 min),取出,装入碗中,加入川贝母、糖、植物油、干桂花,搅拌均匀。

(2)鸭梨洗净,从1/4处切下盖顶,挖去核和部分果肉成碗状,去皮,留梨顶盖备用。将拌好的糯米饭放入梨内,盖上梨顶盖,上蒸笼蒸半小时即可。

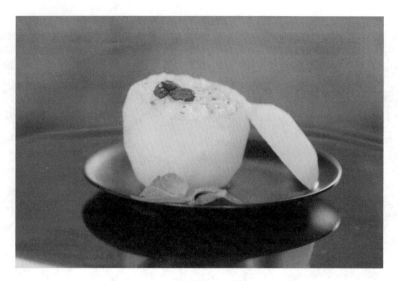

川贝糯米梨

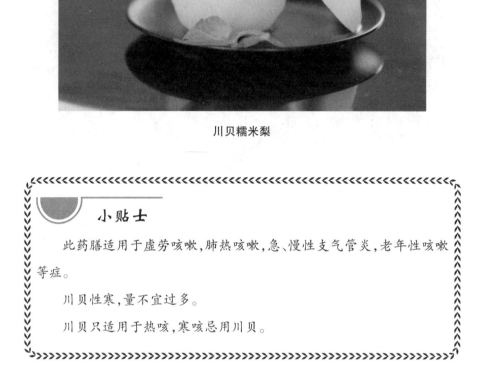

小贴士

此药膳适用于虚劳咳嗽,肺热咳嗽,急、慢性支气管炎,老年性咳嗽等症。

川贝性寒,量不宜过多。

川贝只适用于热咳,寒咳忌用川贝。

2.14 处暑:养阴润燥、清心安神之"益寿排骨汤"

2.14.1 "处暑"节气与应时药膳的关系

处暑是二十四节气中的第十四个节气。处暑,即为"出暑",是炎热离开的意思。处暑后,天气正处在由热转凉的交替时期,自然界的阳气由疏泄趋向收敛,人体内阴阳之气的盛衰也随之转换。此时人的起居应相应调整,尤其是睡眠要充足。处暑后气候逐渐干燥,中医认为燥为秋之主气,燥热耗气伤阴。阴虚可见咽干、口干、鼻干等症。在饮食上要注意多吃些滋阴润燥的食物来避免燥邪伤害。进入秋季后,人就进入一个生理的休整阶段,机体也产生一种莫名的疲惫感,易出现睡眠不好,使心神不得养。因此,处暑节气养生的重点在于养阴润燥、清心安神。在饮食上我们推荐一道"益寿排骨汤",其中的黄精是适于久服的滋补中药,味甘、淡,性平,质润而不燥,具有补气养阴、健脾、润肺、益肾之功;排骨(猪)为日常生活的常用食材,味甘、咸,性微寒,用于肾虚赢瘦、血燥津枯、燥咳、消渴、便秘等。二者同用,共具养阴润燥、清心安神、补气健脾之功,尤其适合处暑节气前后食用。

2.14.2　药膳配伍与选材

食材准备:排骨(猪)250 g,鲜黄精50 g,小葱、生姜、黄酒、盐适量。

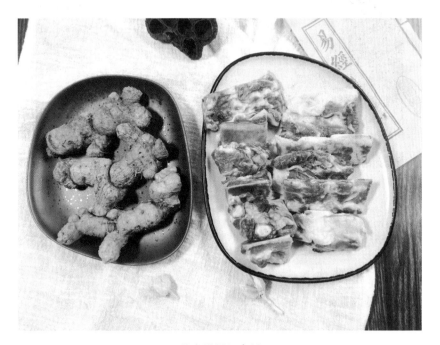

益寿排骨汤食材

2.14.3 药膳制作工艺

(1)将黄精、排骨洗净。黄精切片,生姜切片,小葱切末。

(2)将排骨放入冷水中,加入一勺料酒、几片生姜,焯水,中途去掉浮沫,捞出排骨,滤干。砂锅里倒入 1 000 mL 清水,烧至温热时,加入排骨块、生姜片。

(3)先大火炖煮 15 min 后,加入黄精片,再小火慢炖约 1 h,在关火前 20 min,加入盐调味,最后撒上葱花。

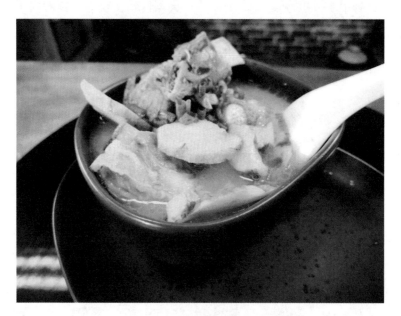

益寿排骨汤

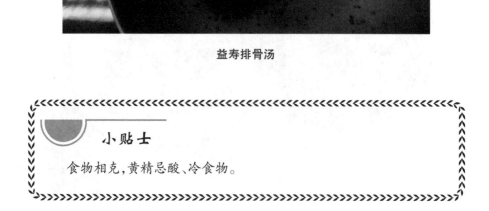

小贴士

食物相克,黄精忌酸、冷食物。

2.15 白露:温肾助阳之"当归生姜羊肉汤"

2.15.1 "白露"节气与应时药膳的关系

白露指孟秋时节的结束和仲秋时节的开始。《月令七十二候集解》记载:"水土湿气凝而为露,秋属金,金色白,白者露之色,而气始寒也"。露水是由于温度降低,水汽在地面或近地物体上凝结而成的水珠。白露节气表征着天气已转凉。

当归生姜羊肉汤源于东汉名医张仲景的《金匮要略》。此方主要具有温肾助阳、暖宫补血、调经散寒的功效。适合寒疝,腹中痛及胁痛,里急者,或体虚畏冷、产后血虚人群。

羊肉,温补脾胃肝肾,补血温经,温中散寒,暖中补虚,补中益气,开胃健身。

当归,补血调经,活血行滞,以增强羊肉补虚温肝之力,使该汤既补血活血,又能止痛。

生姜,温散,以助羊肉散寒暖胃,又可辟除羊肉之膻味。

合而为汤,温补肝血,散寒调经止痛。体质虚寒的人群在夏季三伏天食用"当归生姜羊肉汤",以热制热,排汗排毒,祛除体内寒气,起到冬病夏治的功效;冬季食用"当归生姜羊肉汤",更是温中补虚祛寒。正合"春夏养阳,秋冬养阴"原则。

2.15.2 药膳配伍与选材

食材准备:当归45 g,生姜75 g,羊肉240 g,盐、料酒少许。注:按照原方制作,药味较为浓郁,可兼顾个人口感适当减量。

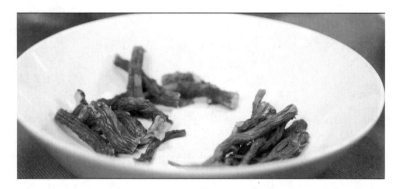

当归

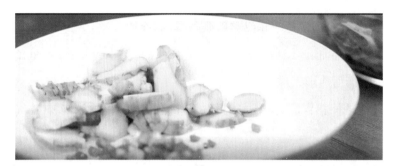

生姜

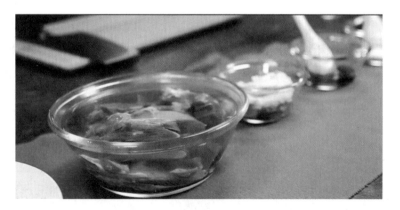

羊肉

2.15.3　药膳制作工艺

为兼顾口感,在制作过程中我们对羊肉做了适当调整。

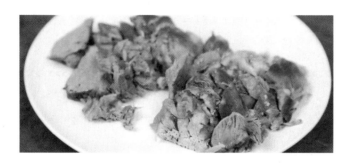

羊肉

（1）将羊肉、姜、当归清洗干净,羊肉切成大块,切下少许羊油,姜、当归切片,再准备一小勺料酒。

（2）羊肉用冷水浸泡 30 min,先去掉一些膻味。

（3）锅里加冷水同时加入羊肉,焯水,大火烧开,捞出浮沫,煮至浮沫渐少,滤出羊肉,冷水冲刷,待用。

（4）在锅里放入生羊油,加入少许冷水煎出油,捞出油渣,放入姜爆香,再放入羊肉翻炒片刻,装盘。

（5）把爆炒后的羊肉和姜一同放入砂锅里,加入 1 600 mL 清水,大火熬制 15 min 转小火炖煮 1 h 后,加入当归再慢火炖煮 20 min。可捞出羊肉,放凉后切片。

（6）汤里放盐调味喝汤。羊肉切片沾油碟食用。

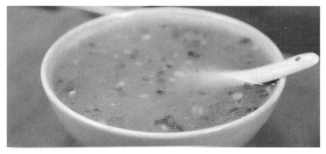

当归生姜羊肉汤

小贴士

此汤不宜连续喝,建议隔三日喝一次。此汤不能与醋同食,醋具有收敛作用,不利于体内阳气的生发,与羊肉同吃,会让羊肉的温补作用大打折扣。

2.16 秋分:安神益脾之"桂花芡实糕"

2.16.1 "秋分"节气与应时药膳的关系

芡实糕由传统糕点"八珍糕"演变而来,具有滋阴补阳、安神益脾的功效,对小儿慢性脾虚腹泻具有较好的效果。桂花:性温味辛,加入膏体中,使得口感更加清香。现介绍一款做法简单又有疗效的糕点,大家一起来试一试吧!

2.16.2 药膳配伍与选材

食材准备:芡实粉 80 g,糯米粉 50 g,白砂糖 40 g,桂花适量,水 70 g。

芡实粉可选用七八月份新鲜芡实煮熟后,去皮、晾干、研磨,也可以直接到药房买芡实粉。桂花选择干金桂。

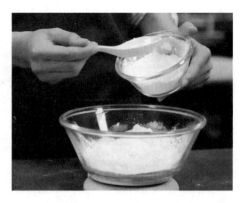

芡实粉

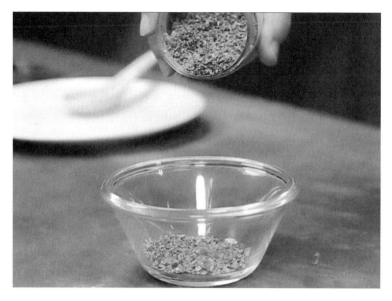

干桂花

2.16.3　药膳制作工艺

（1）芡实粉、糯米粉、糖混合。逐渐加水搅拌成半湿状态，手工进行充分搓粉至蓬松状态。

（2）在容器内铺油纸方便脱模，将糕粉铺入容器内。

（3）盖上保鲜膜，上锅蒸，水开后转小火蒸 30～40 min。

（4）待糕粉蒸好放凉后，根据模具大小，把糕粉捏成小圆球，模具刷油，放入模具里，待定形后，脱模即可。

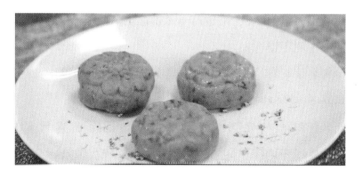

桂花芡实糕

小贴士

因膏体内有生米,上锅蒸之前不要压太紧。容器包好保鲜膜直至出锅,防止锅盖水滴落。若喜欢吃软一点儿的,可以适当多加一点儿糯米粉和水。感冒发热的病人不宜食用。

2.17 寒露:肺热久咳之"沙参玉竹老鸭汤"

2.17.1 "寒露"节气与应时药膳的关系

"寒露"的节气是天气由凉爽向寒冷过渡的时段。自然界中的阴阳之气也开始转变,阳气渐退,阴气渐生。自古秋为金秋也,人体五脏中的肺在五行中属金,有"肺气与金秋之气相应,金秋之时,燥气当令"的说法,燥邪之气容易侵犯人体,耗伤肺之阴精,此时就要调理养肺。如若保养不当,在进入寒露节气后寒冷开始时,就易出现干咳少痰、气急鼻燥、唇干口渴等肺燥的症状。秋季养生重点是养阴防燥、润肺益胃,同时要避免因剧烈运动、过度劳累而耗散精气津液。

寒露饮食养生应在平衡饮食五味基础上,根据个人的具体情况,适当多食甘淡、滋润的食品,既可补脾胃,又能养肺润肠,防治咽干口燥等症。

寒露前后正值重阳节,也正是鸭子味美之时,沙参玉竹老鸭汤就是在寒露时节滋补养生的不错选择。

北沙参又名莱阳参,主产于山东,具有养阴清肺、益胃生津的功效。主要用于肺热燥咳、劳嗽痰血、热病津伤口渴人群。

玉竹又名葳蕤、灯笼菜,主产于湖南,具有滋阴润肺、养胃生津、补虚除烦的功效。主要用于热病伤阴、口燥咽干、干咳少痰、肺痨咳嗽、体虚多汗、烦热口渴的人群。

　　鸭又名舒凫,具有滋阴补虚、利尿消肿的功效。主要有填骨髓、长肌肉、生津血、补五脏的作用。

　　合而为汤,滋阴清热,润肠通便。适用于虚劳骨蒸、肺热久咳及大便燥结人群。

2.17.2　药膳配伍与选材

　　食材准备:老鸭1只(大约900 g),北沙参20 g,玉竹20 g,枸杞5 g,姜、黄酒、花椒、盐少许。

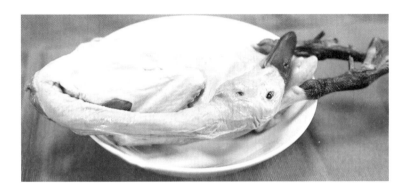

老鸭

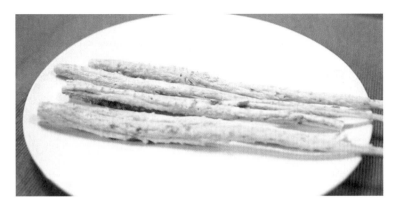

北沙参

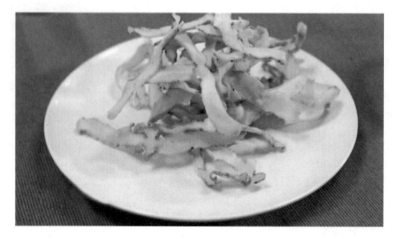

玉竹

2.17.3 药膳制作工艺

（1）北沙参、玉竹洗净后加清水浸泡 15～20 min，软化药材使有效成分逐渐溶解在水中。

（2）切除鸭子尾部的尾脂腺，扔掉，整只鸭子洗干净后切块，锅内加入适量冷水，加入鸭肉，几片生姜，少许花椒，2 勺料酒，焯水。大火烧开，去掉浮沫，等到浮沫变少后，捞出鸭子，另起锅，并将鸭肉放入锅内翻炒，爆香，装盘。

（3）上炖锅，同时加入鸭子、沙参、玉竹，并把两味药材浸泡后的水倒入锅中，再兑适量的温水。大火炖煮 20 min，转小火炖 2～2.5 h，起锅前 10 min 加入枸杞、适量盐调味。

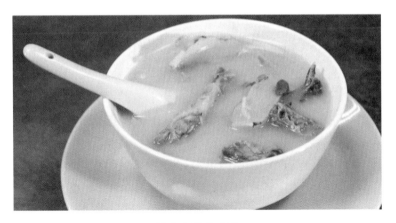

沙参玉竹老鸭汤

小贴士

　　风寒咳嗽、肺胃虚寒、胃口差、口淡不渴等痰湿人群不宜多服，容易生湿致寒，不利于止咳。工作久坐的人、容易上火的人，可用北沙参切小段泡茶饮。

　　沙参有北沙参和沙参之别。沙参也称为南沙参，为桔梗科植物杏仁沙参之根，又名杏叶沙参、白面根、钻天老，主产于四川。北沙参偏于清肺热祛痰，适于风热感冒、肺燥；而南沙参祛痰、强心作用较明显，也有加强呼吸、升高血压的作用。一般情况下北沙参与沙参是不可以相互替代的。沙参玉竹老鸭汤选择的材料是北沙参。

　　养生家有言"烂煮老雄鸭，功效比参蓍"。所以在鸭子的选材上，建议选择雄性老鸭。

2.18 霜降:暖胃滋阴养肾之"红曲酒酿炖鸡蛋"

2.18.1 "霜降"节气与应时药膳的关系

霜降是秋季的最后一个节气,也是秋季到冬季的过渡节气。随着霜降的到来,一些不耐寒的植物已经收获或者即将停止生长,草木开始落黄,呈现出一派深秋的景象。气肃而凝,露结成霜。在此时节,秋燥明显,燥易伤津。霜降养生首要注重保暖,次要防秋燥,运动量可适当加大。饮食调养方面,此时宜平补,要注意健脾养胃,调补肝肾,可多吃健脾养阴润燥的食物。喝一碗热腾腾的红曲酒酿炖蛋,既营养美味,又易消化吸收,既可暖脾胃,又能口舌生津滋阴养肾。

红曲——古称丹曲,药食两用,是用红曲霉属真菌接种于大米上经发酵制备而成的,已有千年以上的生产、应用历史。《本草纲目》中记载红曲具有"活血"之功效。元朝《饮膳正要》记载:"红曲味甘,性温,无毒,入脾经、肝经、大肠经,健脾,益气,温中。"现代医学界认为,红曲是极为珍贵的天然保健品,含有宝贵的天然他汀,具有综合调节血脂等功效。据日本有关研究报告,红曲具有降低血脂、血糖,并可强化肝脏功能,增强免疫力,对降低胆固醇,避免高血压很有帮助。

红曲酒酿——酒酿又称醪糟,具有降高血脂、高血压、高胆固醇的作用,红曲酒酿就是用红曲米制作的酒酿。

核桃——又称胡桃,羌桃,为胡桃科植物。与扁桃、腰果、榛子并称为世界著名的"四大干果"。味甘,性平、温,无毒,微苦,微涩。富含钙磷铁,入肾、肺、大肠经。其药用有补肾、涩精、破血祛瘀、润燥滑肠及止咳之功效。多食用可减少患抑郁症概率、减少患乳腺癌的风险。

柴鸡蛋——营养丰富,富含不饱和脂肪酸,易于消化吸收,食用人群广泛。

此方每天服用效果更佳,可作为早餐食用。

2.18.2　药膳配伍与选材

食材准备:红曲酒糟 500 g,柴鸡蛋 1 枚,核桃 10 个,红糖 40 g,老姜 2 片。

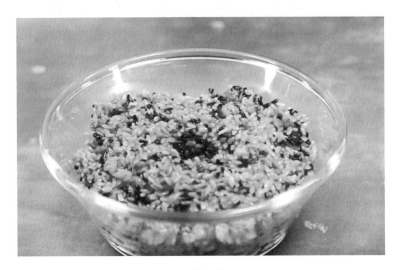

红曲酒糟

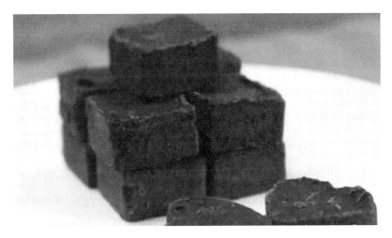

纯正红糖

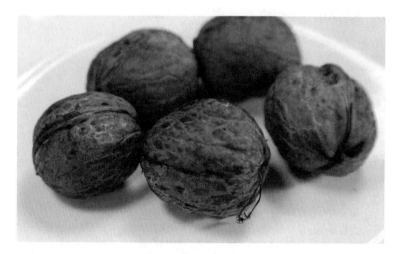

新鲜核桃

2.18.3　药膳制作工艺

（1）大米（糯米）和红曲米的比例大概是10∶1。大米（糯米）500 g、红曲米50 g、酒曲3～4 g和适量水，与做普通酒酿（醪糟）很相似。

（2）将大米或糯米洗净至清水为止，浸泡至能捏烂为好（一般需要4～5 h），上锅蒸熟。

（3）红曲米用35 ℃水浸泡3～4 h，注意浸泡时米需完全浸泡在水里，但水不可过多，以刚漫过米面为宜。

（4）将蒸熟的米饭（糯米饭）抖开，在抖开过程中，洒水降温，晾至手温（35 ℃左右），拌入红曲米和酒曲。注意：浸泡的水也加入，拌匀，放在一个密闭的容器里，不要放得太满，最多占容积3/4即可，并在中间插一小孔，要插透底，放在37 ℃左右的密闭环境中发酵。发酵时间一般是48 h，酒曲的时间就是发酵的时间，当小孔里有水时发酵就已完成，可以食用了，也可放在阴凉干净的环境里继续发酵，红曲酒酿的颜色就会越来越红，红曲越多颜色越红。

（5）将新鲜核桃剥出核桃仁，去皮拍成粗碎块，备用。红糖切薄片加入1 000 mL清水里，同时放入去皮姜、核桃仁碎，大火烧开，转小火炖煮30 min（时间的长短看个人口感）。将鸡蛋去壳汤煮，约3 min后轻搅开，成凝结小块即可,加入酒酿,烧开,起锅,盛出即成。

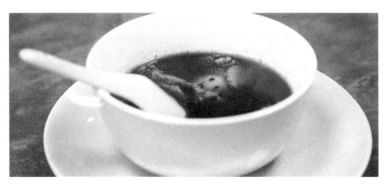

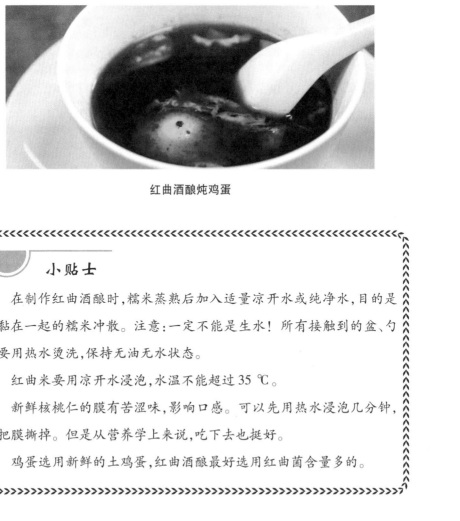

红曲酒酿炖鸡蛋

小贴士

在制作红曲酒酿时,糯米蒸熟后加入适量凉开水或纯净水,目的是把黏在一起的糯米冲散。注意:一定不能是生水! 所有接触到的盆、勺都要用热水烫洗,保持无油无水状态。

红曲米要用凉开水浸泡,水温不能超过35 ℃。

新鲜核桃仁的膜有苦涩味,影响口感。可以先用热水浸泡几分钟,再把膜撕掉。但是从营养学上来说,吃下去也挺好。

鸡蛋选用新鲜的土鸡蛋,红曲酒酿最好选用红曲菌含量多的。

2.19　立冬:温暖散寒之"红糖姜枣茶"

2.19.1　"立冬"节气与应时药膳的关系

立冬是冬季的第一个节气,意味着冬天来了。

冬者,天地闭藏,水冰地坼,自然界阴盛阳衰,阳气潜藏。寒是冬季气候变化的主要特征,外要驱寒保暖,内要藏好养好,以利来年生发。在中华文化传统饮食中冬这个季节就特别需要注意进补。所谓"三九补一冬,来年无病痛"。

这款茶有生姜,生姜是一味健胃药,有温暖、兴奋、发汗、止呕、解毒等作用。配上健脾开胃、补血益肝的缓和滋养药大枣,再用红糖调之,起到增进血行、驱散寒邪的作用。特别适合那些冬季手脚冰凉的人,尤其是冬天遭受冰雪、水湿、寒冷侵袭后,受寒腹痛、风寒感冒初期的人以及宫寒导致痛经的女性。亲手熬制,趁热喝上几杯,可以减轻症状,甚至痊愈。简单方便很适用,对一般的人群而言,四季均可。注意:对于风热感冒的人不适用。

2.19.2　药膳配伍与选材

食材准备:生姜20 g,大枣30~40 g,红糖适量。可随个人口感调整用量。

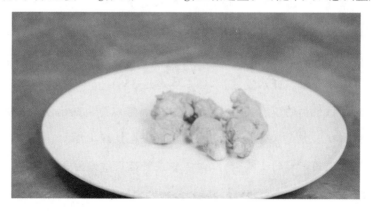

姜

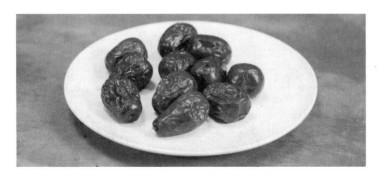

红枣

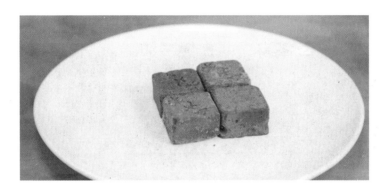

红糖

生姜选用小黄姜(老姜),不要去皮。大枣选用新疆的和田枣,建议不要选用金丝小枣。不宜用铁锅煎制。尽量早上或上午喝。

2.19.3　药膳制作工艺

(1)大枣洗净去核切片。切好后的大枣清水浸泡 15～20 min,浸泡后的水不要倒掉,一会儿加入锅里煎制。

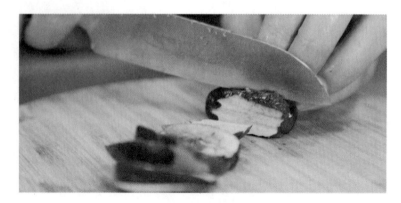

红枣去核

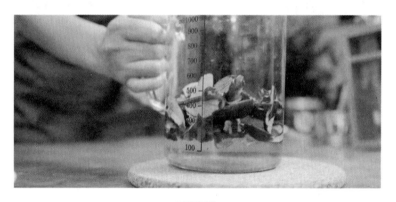

红枣浸泡

（2）生姜洗净切丝。将清水倒入锅内，同时放入生姜、大枣，大火烧开。转小火保持 15 min 后，加入红糖，边搅拌，边加火，开锅后待红糖完全融化，再煎 5 min，起锅。简单滤渣后即可饮用，也可不用滤渣。

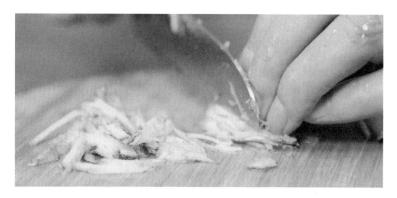

生姜切丝

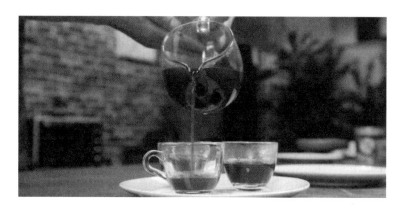

红枣姜茶

小贴士

这个配方的用料是可以灵活变化的。比如可将这些配料放入打浆机,一次粉碎成泥,再加水熬制。

2.20　小雪:补血养颜之"核桃芝麻阿胶糕"

2.20.1　"小雪"节气与应时药膳的关系

核桃芝麻阿胶糕根据贵妃美容膏组方,以阿胶为主,辅以黑芝麻、核桃仁、黄酒等凝胶成糕。《清宫叙闻》中记载"西太后爱食胡桃阿胶糕,故老年皮肤滑腻"。

核桃芝麻阿胶糕也称"即食阿胶",适用于阴虚、血虚、肠燥、津液不足人群,是古代达官贵人及现代人都非常青睐的糕点。

核桃芝麻阿胶糕中的阿胶是驴皮经煎煮、浓缩制成的固体胶。自古与人参、鹿茸并称中药三宝,在《神农本草经》中列为上品。归肺、肝、肾经,具有补血、滋阴、润燥、止血的功效。搭配补肾助阳、温肺定喘、润肠通便的核桃仁,补肝肾、益精血、润肠燥的黑芝麻,润肺止咳清痰去火的冰糖,以黄酒引药归经,结合现代人的口感增加补脾和胃、益气养血的红枣,养肝明目、补血安神、生津止渴的枸杞。合而食之补血养元、补肾助阳,养阴润肺,健脑益智。

2.20.2　药膳配伍与选材

食材准备:阿胶 250 g,黑芝麻 250 g,核桃仁 200 g,红枣 100 g,枸杞 20 g,冰糖 100 g,黄酒 600~700 mL,红糖 50 g。

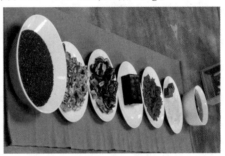

食材

2.20.3　药膳制作工艺

黑芝麻洗干净,小火炒熟炒香。核桃仁洗干净,小火炒干炒香。黄酒倒入锅里,同时加入冰糖、红糖搅拌至融化,烧开后再熬3 min。

小火倒入提前打碎的阿胶粉,搅拌均匀,改中小火熬制,不停搅拌,以免粘锅,熬至"条状或挂旗"状态。

加入红枣,搅拌均匀,红枣熬软后,依次加入黑芝麻、枸杞搅拌均匀,直至出现拉丝状态,关火。起锅,放入铺好油纸的模具内,压平、压实。放凉后切条、切块。

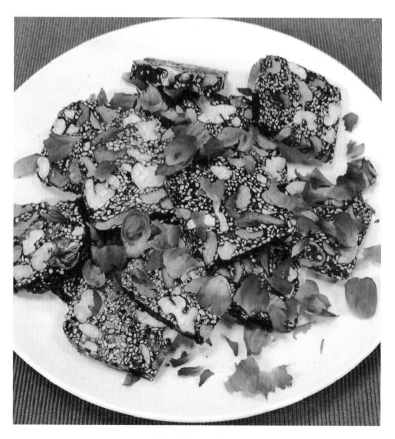

核桃芝麻阿胶糕

> **小贴士**
>
> 　　阿胶属黏腻补物,易致消化不良、积食。脾胃不好、感冒有炎症、高血压、糖尿病、体内有湿气的人群不宜食用。
>
> 　　如在食用过程中有上火的症状,建议用2～3根龙胆草泡茶饮去掉虚火;有胃肠道反应比如拉肚子的,建议停止食用,可多吃一些茯苓、山药、芡实缓解。

2.21　大雪:健脾养胃之"羊肚菌雉鸡汤"

2.21.1　"大雪"节气与应时药膳的关系

　　羊肚菌又名羊肚菜,是珍贵著名的野生食用菌,它的菌盖表面有许多凹陷小坑,形状如羊肚,故名羊肚菌。羊肚菌肉质脆嫩,香甜可口,具有益肠胃、助消化、化痰理气的功效,还能驱风治寒,是冬季食用的佳品。

　　雉鸡又称野鸡、山鸡,它是集肉用、观赏和药用于一身的名贵野味珍禽。《本草纲目》记载:"野鸡补气血,食之令人聪慧,止泻痢,除久病及五脏喘息等。"雉鸡的蛋白质含量高出普通鸡肉、猪肉的2.5倍。

　　两者搭配炖的汤不仅色泽金黄、味美鲜香,令人食欲大开,还能补脾、益气、润燥,食后使人精力充沛。脾胃虚弱、消化不良的人群经常食用"羊肚菌雉鸡汤"效果显著。

2.21.2　药膳配伍与选材

　　食材准备:雉鸡1只(大约1 000 g),干羊肚菌50 g,枸杞10 g,大枣3～5颗,生姜3～4片,盐、胡椒粉少许。

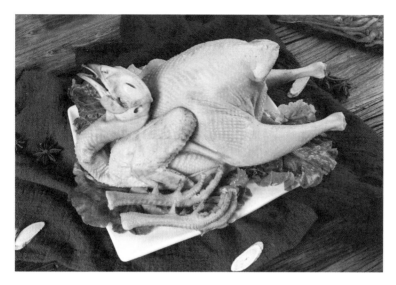

雉鸡

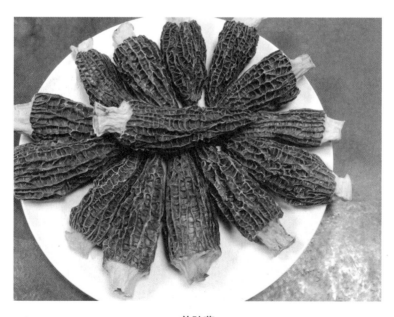

羊肚菌

2.21.3　药膳制作工艺

（1）羊肚菌洗净，用清水浸泡 15～20 min，浸泡的水不要倒掉，一会儿要加入锅中。大枣洗净，备用。

（2）鸡肉洗净切块，将切好的雉鸡肉、几片生姜，一起放入锅里，加入适量清水，焯水，去掉浮沫，捞出鸡肉沥干。焯水时间不宜太长，还要爆炒，以免鸡肉过老。

（3）爆炒鸡肉，先爆炒生鸡油，待鸡油爆出油后再倒入焯水后的鸡肉爆炒，炒制焦黄，倒入原汤和羊肚菌及泡发羊肚菌的水，总水量大约是 3 000 mL。

（4）加入几颗大枣，大火烧开后转入砂锅大火炖煮 10～15 min，再转小火炖煮约 3 h。起锅前 20 min 加入枸杞、胡椒粉、盐。

注意：如果遇到鸡油比较多的鸡，需将鸡油挑出来放在一旁，稍后加入锅里爆炒，也可用于炒蔬菜，鸡油炒蔬菜味道特别鲜。焯水的原汤不要倒掉，做滤渣处理后，保留，加入炖锅中，这样汤味就更加甘甜醇厚。

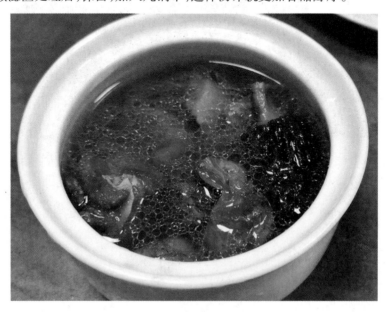

羊肚菌雉鸡汤

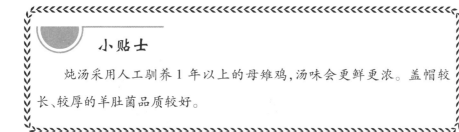

小贴士

炖汤采用人工驯养 1 年以上的母雉鸡,汤味会更鲜更浓。盖帽较长、较厚的羊肚菌品质较好。

2.22　冬至:调理五脏食疗方之"五行水饺"

2.22.1　"冬至"节气与应时药膳的关系

"五行有五色,五脏有五行,五色入五脏"就是说不同颜色的食物,以五行生克制化的原理,具有养生保健的功效并且所产生作用有所不同,利用不同颜色的食物补充营养调理五脏,可获得健康。五行水饺是根据五行原理,搭配多种食材制作成五种不一样的饺子,调理五脏养生。

2.22.2　药膳配伍与选材

补脾的香菜牛肉馅黄色水饺食材准备:面粉 200 g,南瓜 120 g,香菜 60 g,牛肉馅 250 g,鸡蛋 1 个,姜末、盐、香油适量。

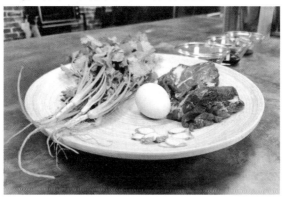

香菜牛肉馅食材

清肝的芹菜虾仁馅绿色水饺食材准备:面粉 200 g,菠菜 50 g,瘦猪肉 100 g,鲜虾 200 g,鲜芹菜 150 g,姜 6 片(切末),盐适量,酱油一汤匙,香油半汤匙。

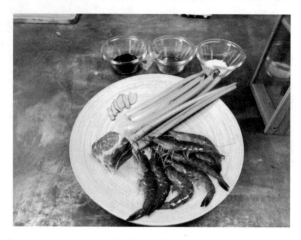

芹菜虾仁馅食材

入心的番茄鸡蛋馅红色饺子食材准备:面粉 200 g,盐 2 g,2 小勺红曲粉,水 100 g,鸡蛋 3 个,西红柿 100 g,葱 8 g,姜 5 g,糖 4 g,盐 5 g,香油 10 g。

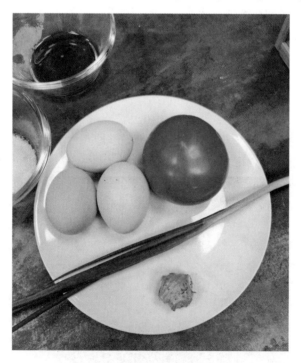

番茄鸡蛋馅食材

补肾的韭菜羊肉馅黑色水饺食材准备:面粉 200 g,木炭粉 3 g,水 180 g,羊肉(肥瘦)250 g,韭菜 100 g。调料:大葱 30 g,姜 20 g,盐 3 g,酱油 5 g,大蒜(白皮)5 g,香油 5 g。

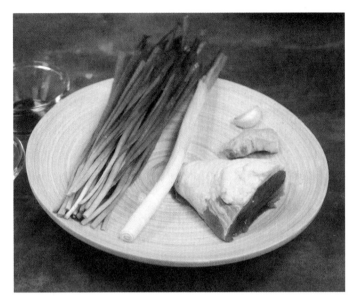

韭菜羊肉馅食材

补肺的山药香菇肉馅水饺食材准备:面粉 200 g,水 100 g,猪肉 200 g,鸡蛋 1 个,香菇、山药、盐、香油、胡椒粉适量。

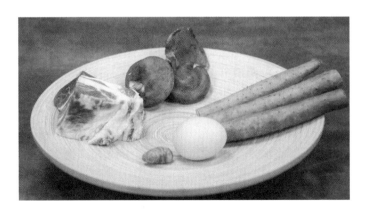

香菇山药羊肉馅食材

2.22.3　药膳制作工艺

(1)香菜牛肉馅黄色水饺:先将南瓜蒸熟,凉后打成南瓜泥,加入面粉和成光滑面团,盖上保鲜膜醒 20 min 后,搓成条,切成小剂子(约 15 g),擀成饺子皮,备用。牛肉洗净剁碎,香菜择洗干净,沥干水分剁成碎末,拌入少许香油待用。牛肉馅放入盆中,加入全部调料,搅拌均匀,香菜饺子馅即成。

(2)芹菜虾仁馅绿色水饺:50 g 菠菜洗净,取菜叶,切碎,放入料理机加入 150 g 水,打碎出汁,滤去残渣备用。取 200 g 面粉,缓慢加入菠菜汁,和面,和至光滑面团为止,封上保鲜膜,静置 30 min 后,搓成条,切成小剂子(约 15 g),擀成饺子皮,备用。将瘦猪肉切丁(0.4 cm 左右),将鲜虾取虾线后切丁,比肉丁稍大一点儿(1 cm 左右),将芹菜去叶洗净切末(可以切得细一些),放入猪肉末和虾丁搅拌均匀,加入姜末、盐、酱油、香油,芹菜虾仁饺子馅即成。

(3)番茄鸡蛋馅红色饺子:先将盐、红曲粉与面粉顺时针拌匀,再逐渐加水和面,和至柔软成团,不粘手为准,团成一团,放碗里盖上保鲜膜,醒发 30 min 后,搓成条,切成小剂子(约 15 g),擀成饺子皮,备用。鸡蛋入油锅煎炒(炒嫩些),西红柿切丁,加葱、姜、糖、盐、香油调料,顺时针拌匀,番茄鸡蛋饺子馅即成。

(4)韭菜羊肉馅黑色水饺:将木炭粉加入面粉,加入 180 g 水,和匀,揉软成团,不粘手为宜,静置,醒面半小时至一小时。将醒好的面团揉成细长条,挤成小团(每团约 15 g),擀成外薄内厚的圆形皮,备用。羊肉剁细泥,肥肉切末。将韭菜切成 2 mm 长短,将葱切粗末,姜、蒜压烂切末,一起加入韭菜里倒入香油拌匀,再加入羊肉末、酱油、盐等,拌匀,韭菜羊肉饺子馅即成。

(5)山药香菇肉馅水饺:和面,揉面,揉到面团光滑不断筋,搓成条,切成小剂子(约 15 g),擀成饺子皮,备用。将猪肉洗净剁碎,山药去皮洗净切碎,香菇切碎。将猪肉、山药、香菇、盐、姜、香油放一起和匀,山药香菇饺子馅即成。

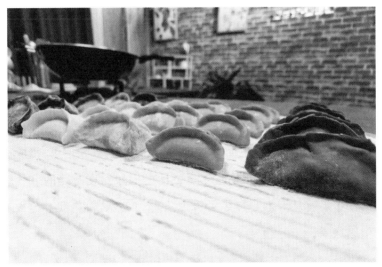

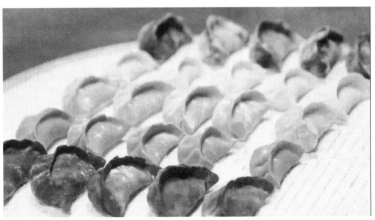

五行水饺

2.23　小寒:调理五脏之"腊八粥"

2.23.1　"小寒"节气与应时药膳的关系

小寒预示着一年中最冷的时节到来了,根据中国气象记录,极少有大寒气温低于小寒的,可以说小寒是一年里最冷的时段。在寒冷的节气里一碗热腾腾的养生粥就显得尤为重要,小寒常在腊月初八前后,我们为大家推荐的是养生腊八粥。

腊八粥是古代腊祭的遗存。《祀记·郊特牲》说腊祭是"岁十二月,合聚万物而索飨之也",腊八粥以八方食物合在一块,和米共煮一锅,是合聚万物、调和千灵之意。周易五行理论认为,绿色属木,主肝胆;红色、紫色属火,入通于心;黄色属土,入通于脾;白色属金,入通于肺;黑色、蓝色属水,入通于肾。

腊八粥的食材五彩缤纷,五行俱全,对五脏具有补益作用,可以强身健体,延年益寿。腊八粥的做法,各地各家各有不同,粥里添加的食材可根据个人爱好添加,可咸可甜。比如:消化不良者少放容易胀气的豆类;肥胖人群宜搭配淀粉较多的豆类如芸豆、红豆,增加饱腹感;糖尿病患者宜搭配些燕麦、大麦,不加糖。在选材上要选择无霉烂、无变质、无哈败味的食材。注意:不要加碱煮,虽然熟得快也黏稠,但容易造成 B 族维生素等营养物质的流失。阴米具有暖脾、补中益气等效用。

2.23.2　药膳配伍与选材

食材准备:阴米 100 g,大米 25 g,小米 30 g,黑米 25 g,红枣 25 g,花生 15 g,莲子 15 g,红豆 25 g,桂圆肉 15 g,百合 10 g,山药 50 g,枸杞 15 g,红糖。

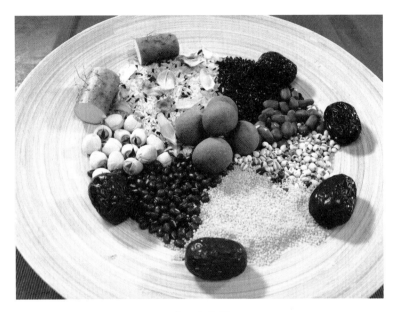

腊八粥食材

2.23.3　药膳制作工艺

（1）先将糯米洗好,清水浸泡 7～12 h,沥干水后,放在锅里蒸至八成熟（40～60 min）,然后平铺到簸箕上阴干。

（2）米粒阴干后,用手把黏在一起的米团搓成一粒一粒的,让阴干的米粒与天地之气交合,米粒上的水分逐渐蒸发（一星期左右）,在冬藏收敛之气的作用下,米粒慢慢收缩变得越发紧实。如此,包含天地极阴之气的阴米做好了。

（3）红枣需去皮,去核;花生、红豆可先炒熟,才易煮软;莲子需剥去壳,剔去莲心,于热水中浸泡 30 min;山药捻去须根,去皮,切片,若用干的不需泡发。在砂锅里加入适量的清水,将花生、红豆、莲子、百合、桂圆肉放入,大火烧开,小火煮 1 h 左右,加入阴米、大米、小米、黑米、山药、红枣,大火烧开,中火煮 1 h 左右,关火,闷 15 min 左右,再加入枸杞,大火煮开。加入红糖调味,即可关火,起锅。

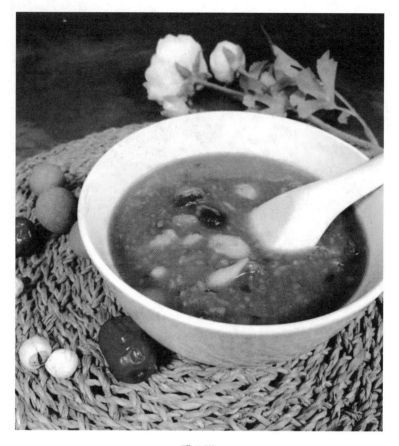

腊八粥

2.24　大寒：滋阴养颜、清热润燥之"紫薯银耳汤"

2.24.1　"大寒"节气与应时药膳的关系

大寒是一年中最后一个节气，大寒期间，天气寒冷，是流感、慢性支气管炎等呼吸道传染性疾病高发期，也是脑血栓、心肌梗死等心脑血管疾病以及关节痛等疾病的多发季。在此时节，主要以防"寒"为主，特别是颈部、胸背部、脚部的保暖都变得异常重要。出门活动时动作要放慢些以免扰动阳气，要多晒太阳，接受"光合作用"，以一颗平静的心等待寒冬后的人间春色。在大寒节气给大家推荐一道送寒迎春的药膳"紫薯银耳汤"。

紫薯属于甘薯，味甘，性平，具有健脾益胃、补虚、强肾的功效，主治虚劳咳嗽、脾虚泄泻。现代研究表明，紫薯除含有普通甘薯的营养成分外，还富含花青素、多糖、绿原酸和硒等功能性成分。花青素是一种有机活性抗氧化物，有助于预防与自由基有关的多种疾病（包括癌症、心脏病、过早衰老和关节炎等）。紫薯热量低，富含粗纤维，不用担心长胖，经常食用益处多多。

银耳是一种传统的食用菌，味甘，性平，具有润肺生津、清热养阴、补气血、强身健脑的功效。

两者搭配具有养颜、滋阴、润燥、清热的功效，能增强机体免疫力。

2.24.2　药膳配伍与选材

食材准备：银耳半朵约 25 g，紫薯 200 g，冰糖 60 g。

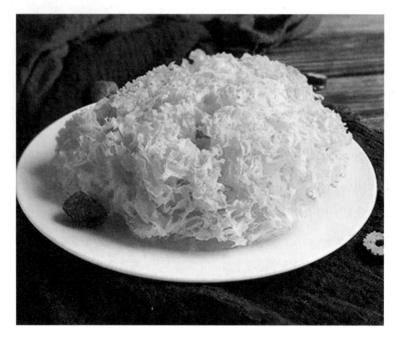

银耳

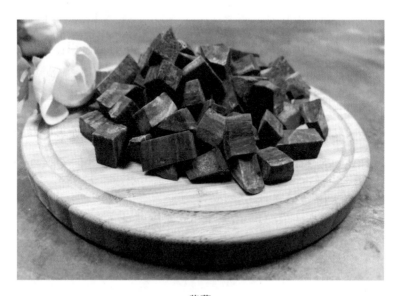

紫薯

2.24.3　药膳制作工艺

（1）先将银耳冷水泡发2 h，切去泡发后的银耳根部硬块，洗净，再撕成小片。紫薯去皮切成方形小丁备用。

（2）将2 000 mL清水和银耳，一起放入锅里，大火烧开，转小火慢炖约1.5 h，待到银耳快炖化时，加入紫薯丁，冰糖，轻轻搅拌，大火烧开，转中火，再熬约10 min，中途尽量少搅拌，待到紫薯软糯时，调口感，起锅即可。

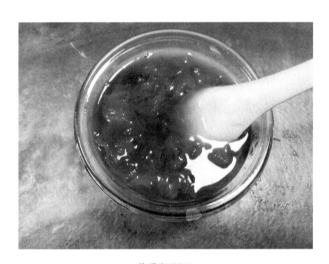

紫薯银耳汤

小贴士

皮上有黑斑点的紫薯不要选购；颜色过于洁白的银耳不宜选购。我们选择的是一种称为丑耳的新品种，泡发时间较短，且熬的汤胶质多，汤也更加的黏稠。

因紫薯淀粉含量丰富，故不宜生吃，也不能一次吃得太多，以免导致腹胀、消化不良。

紫薯银耳汤，一般人群都可食用，尤其适合慢性支气管炎、阴火虚旺人群。外感风寒的人或糖尿病患者要慎食。

2.25   后疫情时期特推之"得道养生粥"

2.25.1   疫情期间与应时药膳的关系

在这个特殊时期里推荐大家多吃银耳、白萝卜、鱼腥草。

银耳也叫白木耳、雪耳等,有"菌中之冠"的美称。味甘、淡,性平,无毒,既有补脾开胃的功效,又有益气清肠、滋阴润肺的作用。银耳是大多数家庭的常备干货,泡发炖汤是比较好的食用方法,具体做法您可以参考"得道药膳学院"第十期节目。

萝卜中药名莱菔,味辛、甘,性凉;熟者味甘,性平。归肺、脾、胃、大肠经,具有消食除胀、降气化痰、止血、解渴、利尿的功效。萝卜有助于增强机体免疫功能,药理研究表明还有抗菌、抗病毒的作用。宅在家中建议多吃白萝卜。需要注意的是脾胃虚寒的人不宜生吃。

折耳根中药名鱼腥草,味辛,性微寒,归肺经,具有清热解毒、消痈排脓、利尿通淋的功效。临床上主要应用于肺痈吐脓,痰热喘咳,热痢,热淋,痈肿疮毒。广泛用于治疗肺炎、咯血、上呼吸道感染、慢性支气管炎、急性细菌性痢疾等疾病。

小米中药名粟米,是谷子去壳所得。小米是最容易被人体消化、吸收的五谷之一。其性味甘咸凉,具有和中、益肾、除热、解毒的功效。主要用于脾胃虚热、反胃呕吐、腹满食少、消渴、泻痢等疾病。"得道养生粥"以其为主,主要是提升胃气,健脾而推动运化,故亦举卫气。

薏苡仁味甘,性淡凉,归脾、胃、肺经,具有健脾渗湿、除痹止泻、清热排脓的功效,临床上用于水肿、脚气、小便不利、湿痹拘挛、脾虚泄泻、肺痈、肠痈等。

山药味甘,性平,归脾、肺、肾经,具有补脾养胃,生津益肺,补肾涩精的功效。药理研究表明,山药能增强免疫力,还可止泻、祛痰。

橘皮也称陈皮,味苦辛,性温,归肺、脾经,具有理气健脾、燥湿化痰的功效。主要用于脾胃气滞证,能辛行温通、苦燥祛湿。对于痰湿壅滞证能燥湿化痰、理肺气之壅滞。

上述简单搭配取天地之精华,健脾胃、助消化、理气除湿、清热解毒化痰,能扶正强体。

2.25.2　药膳配伍与选材

按5~6人配量,食材配比:小米100 g,薏苡仁60 g,山药(鲜品)100 g,橘皮9 g。

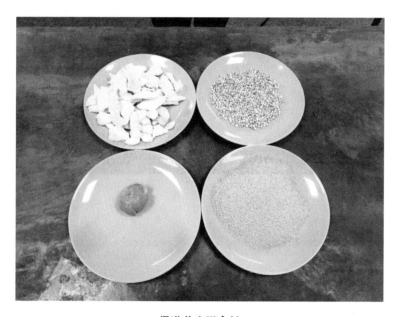

得道养生粥食材

2.25.3　药膳制作工艺

(1)薏苡仁淘洗干净,冷水或温水浸泡30~60 min。

(2)小米淘洗干净,备用。

(3)山药(最好是鲜品),去皮,洗净,切片或切丁,备用。若选用山药干片则洗净,冷水浸泡 30～60 min。

（4）橘皮洗净,切成条状,也可切成小丁。没有饮片,可用鲜橘皮代替。

（5）将 2 500 mL 清水加入锅里,加入泡发后的薏苡仁,大火煮 20～30 min,加入小米、山药,开锅后打去浮沫,改小火熬制 30 min,加入橘皮,开锅后,再熬 5 min,关火,即成。

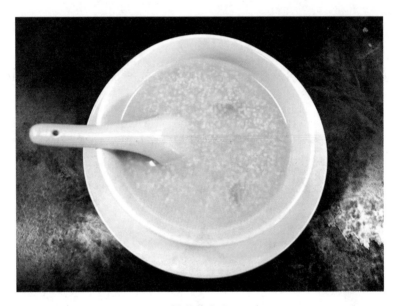

得道养生粥

小贴士

宅在家里,除饮食上注意荤素平衡,不要暴饮暴食外,还建议你在家里熏熏艾条、听听音乐、跳跳绳、读读书等。若身体有明显不适,特别是有咳嗽、发烧症状的一定要去医院。

3 ▶ 药膳问答

3.1 药膳有哪些应用原则

药膳是中国中医学与传统膳食完美融合的一种既美味可口又具养生调理效果的美食。药膳既可用来强身健体,又可用于多种疾病的辅助治疗。药膳适用范围较广,应用也是有讲究的,应遵循因时而异、因人用膳、因地而异、因证用料等原则。

(1)因时而异原则　药膳的选择要因时而异。中医认为人的脏腑气血运行和自然界的气候变化密切相关。自然界有春夏秋冬的四季更替,人体有升降浮沉的气机变化,人类为了适应自然的变化,必须"顺四时而适寒暑",个体只有顺应自然界四时季节,才能保持机体的健康。春天属于阳中之阳,肝木司令,以养肝为主,药膳以清淡为宜;夏天属阳中之阴,心火司令,以养心为主药膳以寒温相宜;秋天属阴中之阴,肺金当令,药膳以补肺、养肺、润肺为主;冬天属阴中之阳,肾水司令,药膳以补肾为主,增加人体免疫力。中医有"四季调脾,脾运健旺,气血充旺,生生不息"之说,四季均能补脾。按照因时而异的原则,药膳分为春、夏、秋、冬四季的养生药膳。

(2)因人用膳原则　选用药膳时应根据每个人的体质与年龄的不同而有所不同。如:小儿生机旺盛,但气血未充,体质娇嫩,在调养方面重在增强消化吸收功能,促进生长发育,用药不宜大寒大热,应选择性质平和的;老人多肝肾不足,气血虚弱,宜平补,多用十全大补汤、复元汤等,用药不宜温燥;

妇女有经期、怀孕、产后等情况,常用八珍汤、妇科保健汤等;孕妇恐动胎气,不宜用活血化瘀之品;体寒之人,多选用温性、热性药材,少食用或不适用寒凉性药材。按照因人用膳的原则,药膳可分为青少年药膳、中年男性药膳、中年女性药膳、老年人药膳、孕产妇药膳。

(3)因地而异原则　应根据不同的地区来选用药膳。不同地区的气候条件、生活习惯有一定差异,人体生理活动和病理变化亦有不同。南方地区湿热,饮食多温燥辛辣,宜选用寒凉祛湿的药膳;北方地区寒冷干燥,饮食多热而滋腻,宜选用温热的药膳。

(4)因证用料原则　中医讲究辨证施治,药膳的应用也应在辨证的基础上选料配伍,如血虚的病人多选用补血的药材如大枣、当归,阴虚的病人多选用枸杞子、百合、麦冬等。按照因病而异的原则,药膳可分为常见慢性病药膳、呼吸系统疾病药膳、消化系统疾病药膳、泌尿生殖系统疾病药膳、神经系统疾病药膳、内分泌系统疾病药膳。

药膳的应用原则是紧密相关的。在药膳选用时,先要辩明证候,再根据时节地理、患者的体质状况、性别年龄的不同,把人体与自然环境结合起来,全面分析。选准适合自己的药膳,才能收到不错的食疗效果。

3.2　药膳有哪些注意事项

药膳,是药材与食材相配伍而做成的美食,其主要原料之一是药材。目前,临床应用的五千多种常用中药中有五百余种可作为药膳原料,如百合、人参、当归、大枣、黄芪、枸杞子、菊花等。药物在与食物配伍、炮制和应用时都需要遵循中医理论,否则会因使用不当而影响效果。食用药膳时应注意的事项如下:

(1)注意药物之间的配伍禁忌　药膳的药物配伍禁忌,遵循中药本草学理论,参考"十八反"和"十九畏"。

"十八反":甘草反甘遂、大戟、海藻、芫花;乌头反贝母、瓜蒌、半夏、白敛、白芨;藜芦反人参、沙参、丹参、玄参、苦参、细辛、芍药。

"十九畏":硫黄畏朴硝,水银畏砒霜,狼毒畏密陀僧,巴豆畏牵牛,丁香畏郁金,川乌、草乌畏犀角,牙硝畏三棱,官桂畏赤石脂,人参畏五灵脂。

(2)注意食物与药物的配伍禁忌　一般情况下,发汗药应禁生冷食物,调理脾胃药应禁油腻食物,消肿理气药应禁豆类食物,止咳平喘药应禁鱼腥类食物,止泻药应禁瓜果食物。如:乌梅、橘梗、黄连、甘草忌猪肉;鳖肉忌薄荷、苋菜;鸡肉忌黄鳝;蜜忌葱;地黄、何首乌忌猪血;天门冬忌鲤鱼;白术忌大蒜、桃、李;地黄、何首乌、人参忌萝卜等。

(3)注意食物与食物配伍禁忌　古人对食物与食物的配伍也有一些忌讳,在药膳应用中可作为参考。这些禁忌包括:猪肉忌荞麦、鸽肉、鲫鱼、黄豆,羊肉忌醋,狗肉忌蒜,鲫鱼忌芥菜、猪肝,猪血忌黄豆,猪肝忌荞麦、豆酱、鲤鱼肠子、鱼肉,鲤鱼忌狗肉,龟肉忌苋菜、酒、果,鳝鱼忌狗肉、狗血,雀肉忌猪肝,鸭蛋忌桑葚子、李子,鸡肉忌芥末、糯米、李子,鳖肉忌猪肉、兔肉、鸭肉、苋菜、鸡蛋等。未注意上述禁忌时易使人气滞、生风、生疮、发病等。

(4)注意忌口　主要包括两类:一是指某种病忌某类食物。如:肝病忌辛辣,心病忌咸,水肿忌盐,骨病忌甘酸,胆病忌油腻,寒病忌瓜果,疮疖忌鱼虾、头晕、失眠忌胡椒、辣椒、茶等。二是指某类病忌某种食物。如:症见阴虚内热、痰火内盛、津液耗伤的病人,忌食姜、椒、羊肉的温燥发热之物,凡外感未除、喉疾、目疾、疮疡、痧痘之后,当忌食芥、蒜、蟹、鸡蛋等发风动气之物;凡属湿热内盛之人,当忌食饴糖、猪肉、酪酥、米酒等助湿生热之物;凡中寒脾虚、大病、产后之人,当忌食西瓜、李子、田螺、蟹、蚌等积冷损之物;凡各种失血、痔疮之人及孕妇等忌食慈姑、胡椒等动血之物;妊娠期禁用破血通经、剧毒、催吐及辛热、滑利之物。

(5)注意五味与五脏的关系　食物与药物具有酸、苦、甘、辛、咸五味,而辛入肺,甘入脾,苦入心,酸入肝,咸入肾。五味对人体的脏腑具有针对性的功能,只有根据性味合理选用药膳,才能达到滋补身体、防治疾疼的目的。如由高血压、冠心病及严重心、肝、肾脏疾病引起水肿者,在配制药膳时应少吃咸味,宜清淡而少放盐。

(6)注意选择合适的烹调方法 食物与药物有寒、凉、温、热的四性,酸、苦、甘、辛、咸五味,升降与沉浮等作用之分。只有充分了解了每一种药物原料的归经,掌握了人们脏腑、经络之间的相互关系,才能选择合适的烹调方法。如:轻清芳香者,烹调时间宜短,多采用爆炒、清炸、热焯等方法;味厚滋腻者,烹调时间宜长,采用炖、煨、蒸的方法效果较好。选择烹饪方法时,除了应考虑药膳需具备一般饮食的色、香、味、形外,还要尽可能地保留其营养及有效成分,以更好地发挥保健及治疗作用。

(7)注意药膳进补要慎重 食用药膳前最好咨询医生,在专业医生的指导下进补。药膳多用以养身防病,见效慢,重在养与防,需要长期坚持吃才有效,但药膳不能代替药物疗法。无论药膳用于何种用途,一定要适量,若过多可能会导致副作用或反作用。

3.3 一年四季都可以吃药膳吗

中医认为一年四季均可进食药膳,但进补要适当。需要根据自己的身体状况、食物与药物的性味等,在不同的季节选择进食不同的药膳,才能达到强身健体、防病治疗、延年益寿的目的。

春夏秋冬,四季轮回。中医十分重视气候变化对人体健康的影响,提倡遵照四季五补的理论来指导人们用膳。按中医理论,春、夏、长夏(夏秋之间)、秋、冬五季对应木、火、土、金、水五行及肝、心、脾、肺、肾五脏,春季补肝、夏季补心、长夏补脾、秋季补肺、冬季补肾。

春季气候转暖,万物齐发,五脏属木,宜平补,可选用生晒参、西洋参、太子参、党参、黄芪、枸杞等配膳,来帮助人体正气生发,如黄芪炖仔鸡;夏季气候炎热,五脏属心,宜清补,可选用藿香、乌梅、莲子、薄荷、绿豆等配膳,以生津消暑,如茯苓绿豆粥、解暑益气汤、银花露等;长夏气候潮湿,天气由热转凉,五脏属脾,宜淡补,可选用虫草、薏苡仁、茯苓、生地黄等配膳,如虫草鸭子、苡仁肘子、茯苓包子、三蛇酒等;秋季气候凉爽,风干物燥,五脏属肺,宜滋补,可选用金银花、麦冬、虫草、百合、银耳、蜂蜜、秋梨等配膳,以润燥平风,如冰糖银耳羹、蜜炙百合等;冬季气候寒冷,阳气深藏,五脏属肾,寒邪易伤肾阳,宜峻补(大补)。冬季是中老年人进补的最佳时节,可选用山药、当归、大枣、龙眼、核桃、板栗、杜仲等配膳,以温阳驱寒,如羊肉当归火锅、杜仲炒腰花、双鞭壮阳汤、乾坤狗肉等。另外,还有四季皆宜的药膳,如豆蔻馒头、茯苓包子、人参汤圆、银耳羹、十全大补汤、健脾抄手、银耳鸽蛋等。

另外,应根据四时季节,进补不同的味道,选用不同性味的药膳原料。《黄帝内经》中记载:"酸入肝,辛入肺,苦入心,咸入肾,甘入脾"。当春之时,其饮食之味,宜减酸增甘,以养脾气;当夏之时,宜减苦增辛,以养肺气;当秋之时,其饮食之味,宜减辛增酸,以养肝气;当冬之时,其饮食之味,宜减咸增苦,以养心气。还可以利用五味之偏,调整脏腑之间的偏性。如:用辛味药物、食物配制成的药膳,可以散肺气之郁;甘味药物、食物制成的药膳,可以补脾胃之虚。五味调和的药膳,五脏才可得以补养。饮食五味如有太过或不及,必然造成脏腑阴阳不平衡,进而产生疾病。

3.4 何谓"五谷为养,五果为助,五畜为益,五菜为充"

"五谷为养,五果为助,五畜为益,五菜为充"是我国古代传统医学对于膳食搭配的总原则。《黄帝内经·素问·脏气法时论》有过记载:"五谷为养,五果为助,五蓄为益,五菜为充,气味合而服之,以补精益气。"这里说的五谷,是指黍、秫、菽、麦、稻等粮食;五菜是指韭、薤、葵、葱、藿等蔬菜;五蓄是指牛、犬、羊、猪、鸡等肉类;五果是指枣、李、杏、栗、桃等水果或坚果。五谷是主食可以养人,五果是辅助五谷而补充营养,五畜补益五脏精气,五菜有协同充养作用。要把五谷、五果、五畜、五菜的气味调和好,五谷补精,五菜益气,精化成气才能布散精微,气机才能通调。意即人们四季所食用的主食、副食,都是利用以上谷物、肉类、蔬菜、水果配制而成的。主食谷物是人们赖以生存的根本,而水果、蔬菜和肉类等都是主食的辅助、补益和补充。各种食物要合理搭配,才能保证用膳者必需的热能和各种营养素的供给。

(1)五谷为养　是指黍、秫、菽、麦、稻等谷物和豆类作为养育人体的主食。五谷用以充养五脏,维持人体生命活动的基本物质或基本营养。黍、秫、麦、稻富含碳水化合物和蛋白质,菽则富含蛋白质和脂肪等。虽然谷类食物是提供能量来源的基本物质,但其脂肪和蛋白质的含量较低,还需配合其他食物以维持营养平衡。如谷物和豆类同食,可以大大提高营养价值。食用谷类食物时,需注意加工不宜太精细,淘洗浸泡时间不宜过长,尽量粗细搭配。

(2)五果为助　是指枣、李、杏、栗、桃等水果或坚果,有助养身和健身之功,帮助五谷以营养人体,是生命机体活动的营养补助。人类膳食种类多样,各食物营养成分各不相同,因此每日膳食必须有多种食物合理搭配,才能满足人体对各种营养素的需求,达到养生保健,预防疾病目的。水果富含维生素、纤维素、糖类和有机酸等,可生食,能避免因烧煮破坏其营养成分。五果是平衡饮食中不可缺少的辅助食品。

(3)五畜为益　是指牛、犬、羊、猪、鸡等畜禽肉食,对人体有补益作用,能增补五谷主食营养之不足,是平衡饮食食谱的主要辅食。动物性食物包括畜禽类、水产类、蛋类、乳类等,多为高蛋白、高脂肪、高热量,而且含有人体必需的氨基酸,营养价值较高,是人类蛋白质、维生素、矿物质的重要来源之一,是人体正常生理代谢及增强机体免疫力的重要营养物质。其中,畜禽类食物的氨基酸构成与人体需要较为接近,有利于弥补植物性食物中赖氨酸不足的缺陷,也是铁、锌、锰等微量元素的良好来源,但其饱和脂肪酸含量较高,食用过多易导致高脂血症。水产类食物是膳食中蛋白质的极佳来源,锌的含量较为丰富。其中,鱼肝油是维生素 A 和维生素 D 的重要来源,对维护视力有一定的好处。日常食用时应以瘦肉为主,少吃肥肉或荤油。

(4)五菜为充　是指葵、韭、薤、藿、葱等蔬菜有协同充五脏作用。蔬菜属于低能量食品,含有多种微量元素、维生素、纤维素等营养物质,是人体机能营养的补充,能营养人体、充实脏气,有增食欲、充饥腹、助消化、补营养、防便秘、降血脂、降血糖、防肠癌等作用,对平衡膳食大有益处。

3.5 "冬吃萝卜夏吃姜"有道理吗

"冬吃萝卜夏吃姜,不用医生开药方"是民间较流行的一句谚语,这个说法有一定的道理。出自于《黄帝内经·素问·四气调神大论》"夫四时阴阳者,万物之根本也。所以圣人春夏养阳,秋冬养阴,以从其根,故与万物沉浮于生长门。逆其根,则伐其本,坏其真矣。"

人体本身与自然界是一个有机整体,人体的阴阳会随着自然界阴阳消长而相应变化,即春夏阳长而阴消,秋冬阴长而阳消,并且处在一个动态平衡的状态。春夏季,万物复苏,花草树木从发芽到蓬勃生长,气温回升变暖到炎热,是阳气生发旺盛的表现。人体内阳气也随之向外升发,会更有精神,更喜爱室外活动,而此时阴气潜藏在身体内部,保护滋润着身体,确保不被过于炎热的外来之气所伤害。秋冬季,气温慢慢下降直至严寒,花草树木凋萎,自然界的阴冷之气开始升腾,人体内的阴气也随之往外升,人变得更爱早睡,户外活动减少,而此时阳气就随之潜藏在身体内部,温煦着我们的身体,防止阴冷之气太过而使身体受到伤害。人们在饮食用膳方面,也要适应这一变化规律。

春夏季阳气充盛在外,人体内的阳气比较虚弱。如果此时体内的阴气过盛,或由于春夏贪冷吃太多冷饮助长阴气,不仅不能保护身体,反而会因为身体内没有阳气与之抗衡,导致身体内出现(如拉肚子等)一系列的不适症状。相反的,秋冬季阴气外长,人体内的阴气比较虚弱,若怕冷而保暖过度,助长了体内的阳气,而可能会出现身体干燥、大便干、干咳等症状。"春夏养阳,秋冬养阴"是为了维护人体阴阳消长的自然规律,以适应自然界生、长、化、收、藏的特性,使人体阴阳维持在相对的平衡状态,以保持正常的生理功能。

生姜,味辛性温,可解表散寒,温中止呕,化痰止咳。夏天阳气在外而身体内阳气较虚,吃姜正好可以起到温补以助阳气的作用。

萝卜,味甘性寒,可下气,消食,利尿,润肺祛痰,解毒生津。冬天阴气在外而人体内的阴气虚而阳气实,食用适量性寒的萝卜可以助长体内阴气对抗阳气。

因此,"冬吃萝卜夏吃姜"是"春夏养阳,秋冬养阴"理论的一个典型体现。

根据现代医学理论,人体是一个平衡体。酸碱要平衡,冷热也要平衡,如果平衡被打破,人就会感觉不舒服。夏天,外界环境比较燥热,人体为了排除体内的热量,汗腺处于开放状态,体内热气发散,再加上人们喜欢在夏季吃冷饮,此时就需要吃点具有解表发汗、温肺、止咳、止呕作用的姜来暖暖胃,促进血液循环兴奋神经,加速肠道蠕动,平衡一下凉气,在秋冬来临时才不容易得伤风感冒。同样的道理,冬天,外界环境比较阴冷,人体的毛孔处于收缩状态,人体热气内敛,再加上人们喜欢在冬天吃热性的滋补品,此时就需要吃点具有健脾消食、降气作用的萝卜清爽一下,平衡一下体内热气,来年开春时才不容易上火。

"冬吃萝卜夏吃姜"也不是说夏天才能吃姜,冬天才能吃萝卜。由于萝卜和姜是常用食材,一年四季均可适量食用。生姜还有良好的解表散寒的功效,在冬天淋雨后或因其他原因受了寒邪,同样可以煲一碗生姜汤来散表祛寒。

3.6　春季怎么进补药膳

在中医的阴阳五行中,春季对应木,肝属木,人体以肝气当令。"肝为刚脏",喜柔、喜疏、恶郁。春季阳气生发,肝气、肝火易随春气上升,容易肝阳上亢而产生高血压、眩晕、肝炎等一系列的亚健康相关病症。根据中医"春宜养阳,重在养肝"等理论,春季人体肝的功能较为旺盛,应以养肝、补肝、护肝为主。

春季食物宜选用较清淡、温和且具有扶助正气、补益元气的食物,如甘蔗、荸荠、樱桃、橘子等,不宜食用油腻、油煎之品,防止积热在里。偏于气虚的,可多吃一些健脾益气的食物,如红薯、山药、土豆、鸡蛋、鹌鹑蛋、瘦猪肉、鸡肉、鹌鹑肉、牛肉、鲜鱼、花生、芝麻、栗子、蜂蜜、牛奶等。偏于气阴不足的,可多吃一些益气养阴的食物,如胡萝卜、豆芽、豆腐、莲藕、荸荠、银耳、蘑菇、鸭蛋、鸭肉、兔肉、蛙肉、龟肉、甲鱼等。另外,春季饮食还要吃些低脂肪、高维生素、高矿物质的食物,如荠菜、油菜、芹菜、菠菜、马兰芽、枸杞芽、香椿芽、蒲公英等,这对于因冬季过食膏粱厚味所致内热偏亢者,还可起到清热解毒、凉血明目、通利二便、醒脾开胃等作用。

春归大地之时,万物欣荣,生机蓬勃,是人体生理机能、新陈代谢最活跃的时期。春季,天气变化无常,时冷时热,春季成了疾病易发和传染的季节。在冬春换季之时,由于消耗增加,气候不定,很容易出现旧病复发的情况,此时更应进行适当的进补药膳。宜选用性味甘平的药材(如枸杞子、黄精、玉竹、沙参等)进补,以平调阴阳,不可沿用冬季温补药材,以免在春季气温上升、体内阳气升发的情况下增加内热,导致上火等症,容易伤及人体正气。可选用助肝气升发的首乌肝片、燕子海参、莲子猪肚等;或益精气的芡实粥、补体虚的地黄粥、去四肢气的防风粥。而对于体虚乏力、少气懒言、不耐劳累、经常感冒、容易出汗等身体明显虚弱的人,则需要选择适当的滋补中药(如西洋参、龙眼肉、党参、黄芪等)来调养,可选食用黄芪党参炖鸡、人参蘑菇汤、参枣米饭等。现推荐3款药膳食疗方:

党参茯苓粥 党参15 g,茯苓15 g,生姜3片,黑米100 g,冰糖60 g。党参、茯苓清洗干净,加水浸泡30 min以上;连同洗净的黑米、生姜放入锅中,大火煮开后转小火煲1 h,加入冰糖熬化,调味即成。

功效:补中益气,健脾养胃。适用于气虚体弱、脾胃虚弱、全身倦怠无力、食欲不振、大便稀薄等患者食用,但湿热、胃热者不宜。

枸杞菊花粥　白菊花 15 g,枸杞 5 g,粳米 150 g,冰糖适量。以上原料加水共煮成粥。

功效:清热解毒,养肝明目。适用于风热感冒、头晕目眩、目赤肿痛、肝经风热、皮肤疮痈者。

天麻鱼头汤　天麻 9 g,当归 12 g,白芷 10 g,红枣 10 枚,鲫鱼 2 条。将鱼头切半,放入锅里,两面煎香,放入天麻、红枣、当归和白芷等中药材,加盖隔水炖一个半小时,加盐调味即可。

功效:宁神祛风,健脾补血。适用于神经衰弱、眩晕头痛的女士调养气血及中老年人。

3.7　是"解暑降温吃西瓜"还是"春夏养阳喝肉汤",夏天该怎么选择

炎炎夏日,人们习惯吃西瓜解暑降温,也有观点认为夏日要喝肉汤、吃姜养阳,到底该怎么选?"吃西瓜"与"喝肉汤"看似一对有些矛盾的养生观点,其实不然。就如西南地区人吃辣、东北地区人吃咸、东南地区人吃甜一样,选择适合自己身体条件的方式才是最好的养生方法。

夏季是"冬病夏治"的最佳时节,在《黄帝内经》中有"春夏养阳"的思想,在民间也有"冬吃萝卜夏吃姜""彭城伏羊一碗汤,不用医生开药方"的习俗。夏季是一年中阳气最旺的时节,若素体阳虚或体内有寒之人,多吃一些性温的食物,再借助自然上升的阳气,就可以更好地达到祛除寒邪、升发阳气的目的。但并不是所有体质之人都适合于此类办法,尤其是阴虚内热或痰热内盛的人群,若为春夏养阳而喝羊肉汤,会因外热引动内热,甚至会耗气伤津,适得其反。春夏养阳适用于阳虚怕冷的人群,其他体质之人还要多注意防暑降温,吃些甘凉性的西瓜、冬瓜、黄瓜、莲藕、苦瓜、西红柿等。

阴阳五行中夏对应火,心属木,人体以心气当令。心者为火脏,君主之

官,心开窍于舌,其充在血脉。夏季烈日酷暑,腠理开泄,汗液外泄,汗为心之液,心气最易耗伤。夏季最适宜养心,解暑利湿以平火气。

据中医理论,"五味"与五行一样可以生克制化。《黄帝内经·素问·藏气法时论》记载:"心苦缓,急食酸以收之。"夏为心脏当值之时,心者本味为苦,其母为肝,味酸。想要心脏在当值之时可以精神焕发、元气满满,则需要多多补益心之母——肝的本味"酸"。酸味主收敛,夏季多食一些酸性的食物不仅可以防止大汗耗伤津液,还可以收敛心气、心阳。心脏属火,可"用咸补之""用甘泻之"。味咸者入肾经,可以软坚,可以泻火,比如牡蛎、犀角、珍珠母、海带、海藻、紫菜、海参、虾皮等。"心以咸为补",而甘味能制约咸味,有"以甘为泻"。因此,夏日宜食用哈密瓜、桑葚、西瓜、甘蔗、杬果、冬瓜、莲藕、番茄等甘凉之性的食物,少食一些荔枝、榴梿、桂圆等甘温的食物。药膳宜清补,可选用平和的药材(如藿香、乌梅、薄荷、五味子、酸枣仁、马齿苋、山楂、茯苓、麦冬、莲子、百合等)以化湿解暑、敛汗生津。宜多食用茯苓绿豆粥、荷叶粥、百合粥、薄荷粥、菊花粥、解暑益气汤、银花露、双花饮、荷叶凤脯等。

3.8 "长夏"如何用膳

长夏,长取生长之意。长夏,意即从夏天生长出来。关于长夏的具体时间存在众多争议,有指阴历六月的,有指夏日的,有指夏季最后一个月份的……

在中医定义中,一年并非四季,而是春、夏、长夏、秋、冬五季。中医把木、火、土、金、水五行,配之以肝、心、脾、肺、肾五脏,五季中配之以春、夏、长夏、秋、冬。脾为人体的后天之本,五行属土,居中央为中土,与长夏之气相通,主气为湿。

顺应四季来源于张景岳的"春应肝而养生,夏应心而养长,长夏应脾而变化,秋应肺而养收,冬应肾而养藏"观点。药膳也要顺应四季,按照"春生、夏长、长夏化、秋收、冬藏"的规律进补。

"长夏应脾而变化",湿为长夏主气,对应人体脏腑中的脾,因此有"长夏防湿"之说。长夏即七八月份,涵盖了小暑、大暑、立秋、处暑四个节气,气候特征为湿热蒸腾。湿为阴邪,易伤人阳气,尤其是脾阳。脾脏喜燥而恶湿,一旦受到湿气的侵扰受损,脾气不能正常运化,从而导致气机不畅,最典型的表现就是消化吸收功能下降,尤其是老年人和体弱者,最容易发生胃肠道疾病和感冒发热、腹痛腹泻、上呼吸道感染等。要做到长夏养生,养脾最为关键,宜选用健脾祛湿的药材(如怀山药、茯苓、赤小豆、薏苡仁、白扁豆等)制作的药膳进行调理。推荐一款长夏食用的药膳方:

白扁豆芡实凤爪汤 炒白扁豆30 g,芡实20 g,冬菇3枚,凤爪3只,猪瘦肉50 g,生姜2片。将炒白扁豆(或眉豆)和芡实洗净,用清水浸泡30 min以上。冬菇洗净,用清水浸泡,去蒂;凤爪洗净切开,猪瘦肉洗净,切块。所有食材放入砂锅中,加适量水,大火煮开后转小火煲2 h,中途撇一次浮沫;加少量食盐调味即成。

功效:健脾化湿,健骨强筋。

3.9 秋季怎样进补得当

中医有"春夏养阳,秋冬养阴"之说。秋季必须保养体内阴气,当气候变冷时,正是人体阳气收敛,阴精潜藏于内之时,应以保养阴精为主。秋天宜收不宜散,要尽量少吃葱、姜等辛味之品,适当多食酸味果蔬。秋季燥气当令,易伤津液,故饮食应以滋阴润肺为宜。可适当食用芝麻、糯米、粳米、蜂蜜、枇杷、菠萝、乳品等柔润食物,以益胃生津。可选用生地黄、银耳、百合、山药、黄精、芡实等滋阴润燥药材来制作药膳。

生地粥 生地黄25 g,大米75 g,白糖少许。生地黄,加入适量清水,煮沸,约30 min后,滤出药汁,再复煮一次,将两次药液合并,浓缩至100 mL,备用。将大米洗净煮成白粥,趁热加入生地黄汁,搅匀,食用时加入适量白糖调味即可。

功效：滋阴益胃，凉血生津。本方还可做肺结核、糖尿病患者的膳食。

山药百合大枣粥 山药30 g，百合20 g，薏苡仁20 g，大枣15 枚，大米适量。将山药、百合、大枣、薏苡仁、大米洗净煮粥。每日2 次服用。

功效：清热润燥，滋阴养胃。

黄精煨肘 黄精9 g，党参9 g，大枣5 枚，猪肘750 g，生姜5 片，葱适量。黄精切薄片，党参切短节，装入纱布袋内，扎口；大枣洗净。猪肘刮洗干净入沸水锅内焯去血水，捞出；姜、葱洗净拍破，备用。将以上食材同放入砂锅中，注入适量清水，置武火上烧沸，撇尽浮沫，改文火继续煨至汁浓肘黏，去除药包，肘、汤、大枣同时装入碗内即成。

功效：补脾润肺。适用于脾胃虚弱，饮食不振，肺虚咳嗽者。

秋季药膳进补要有度。人体消化功能在经过长夏后仍较虚弱，如马上进补药膳，增加脾胃负担，可能出现恶心、伤食腹泻等"虚不受补"的症状。应先多吃些能增强人体抵抗力和免疫力的食物后再进补药膳。

3.10 冬季为什么不能盲目进补

民间历来有冬季进补的习俗，常言道："冬令进补，三春打虎"。冬季进补对体虚者的疗效已被现代医学所证明。"冬主闭藏"，是指冬季进补可使滋补的营养物质容易储存在体内，滋养五脏，扶正固体，故冬季进补正当时。冬季人们食欲较好，脾胃运化转旺，此时进补能更好地发挥滋补的作用，也可以达到花费少、见效快的目的；而且冬季进补不仅能调养身体，还能增强体质，提高人体的抗病能力。

冬季进补应根据实际情况因人而异地选择清补、温补、小补、大补，不可盲目"进补"。饮食调养要遵循"秋冬养阴""无扰乎阳""药补不如食补"的古训,随四季气候的变化而调节饮食。一般的体虚之类,最好采用食补,少食生冷,但也不宜燥热,有的放矢地食用一些滋阴潜阳、热量较高的膳食为宜,如牛肉、兔肉、大枣、山药、胡萝卜、栗子可补气,鸡蛋、猪肝、瘦肉可补血,梨、桑葚、藕、蛋黄、鸭肉可滋阴,狗肉、羊肉可壮阳。还要多吃新鲜蔬菜以避免维生素的缺乏。通过调整饮食,补养脏腑功能,促进消化和身体的康复,将起到药物所不能起到的作用。

冬季进补要因人、因症而异。按照"虚者补之,寒者温之"的原则,气虚补气,血虚补血,阴虚滋阴,阳虚壮阳。严重虚弱者还需气血同治,阴阳双补。气虚者宜选用红参、黄芪、党参、白术、灵芝等;血虚者宜选用当归、熟地、阿胶、桑葚子等;阳虚者当用壮阳之品,如人参、鹿茸、附子、海马、杜肿、淫羊藿等。

冬季进补仅适用于体质阳虚或寒、湿等病理变化的人群,不适宜体质阴虚火旺和实热证候的人群。若有大热、大渴、便秘、五心烦热等症状者,或患有急性疾病,应暂停进补,待病情稳定,且请中医师诊治后才可继续进补。

虽然冬季进补可以增强体质,祛病强身,但还要注意方法适当。若选用人参、鹿茸、阿胶、黄芪之类的中药进行滋补,不宜过量,以免伤及脾胃,损害健康。

主要参考书目：

[1]谢梦洲,朱天民.中医药膳学[M].3 版.北京:中国中医药出版社,2016.

[2]左铮云,刘志勇,乐毅敏.中医药膳学[M].北京:中国中医药出版社,2015.

[3]徐文兵.饮食滋味[M].南昌:江西科学技术出版社.2018.

[4]马烈光,蒋力生.中医养生学[M].3 版.北京:中国中医药出版社,2016.

[5]施洪飞,方泓.中医食疗学[M].北京:中国中医药出版社,2016.

[6]马继兴.中医药膳学[M].北京:人民卫生出版社,2009.

[7]宫本航,王圣贵.实用食疗金方[M].北京:中医古籍出版社,2007.

[8]刘强.药食两用中药应用手册[M].北京:中国医药科技出版社,2006.

[9]杨毅玲.药膳食疗 3000 例[M].化学工业出版社,2010.